大医传承文库·名老中医带教问答录系列

U0105322

皮持衡带教问答录

——肾脏病诊疗解析

主编 皮持衡 吴国庆 李福生

全国百佳图书出版单位

中国中医药出版社

·北 京·

图书在版编目（CIP）数据

皮持衡带教问答录：肾脏病诊疗解析 / 皮持衡，
吴国庆，李福生主编 . —北京：中国中医药出版社，
2024.1

（大医传承文库 . 名老中医带教问答录系列）

ISBN 978-7-5132-7974-1

Ⅰ . ①皮… Ⅱ . ①皮… ②吴… ③李… Ⅲ . ①肾病
（中医）—中医治疗法—问题解答 Ⅳ . ① R256.5-44

中国版本图书馆 CIP 数据核字（2022）第 231898 号

中国中医药出版社出版

北京经济技术开发区科创十三街 31 号院二区 8 号楼
邮政编码　100176
传真　010-64405721
保定市中画美凯印刷有限公司印刷
各地新华书店经销

开本 710×1000　1/16　印张 9.25　字数 155 千字
2024 年 1 月第 1 版　2024 年 1 月第 1 次印刷
书号　ISBN 978 – 7 – 5132 – 7974 – 1

定价　49.00 元
网址　www.cptcm.com

服 务 热 线　010-64405510
购 书 热 线　010-89535836
维 权 打 假　010-64405753

微信服务号　**zgzyycbs**
微商城网址　**https://kdt.im/LIdUGr**
官 方 微 博　**http://e.weibo.com/cptcm**
天猫旗舰店网址　**https://zgzyycbs.tmall.com**

如有印装质量问题请与本社出版部联系（010-64405510）

《皮持衡带教问答录——肾脏病诊疗解析》
编委会

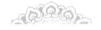

《大医传承文库》
顾　问

顾　问（按姓氏笔画排序）

丁　樱	丁书文	马　骏	王　烈	王　琦	王小云	王永炎
王光辉	王庆国	王素梅	王晞星	王辉武	王道坤	王新陆
王毅刚	韦企平	尹常健	孔光一	艾儒棣	石印玉	石学敏
田金洲	田振国	田维柱	田德禄	白长川	冯建华	皮持衡
吕仁和	朱宗元	伍炳彩	全炳烈	危北海	刘大新	刘伟胜
刘茂才	刘尚义	刘宝厚	刘柏龄	刘铁军	刘瑞芬	刘嘉湘
刘德玉	刘燕池	米子良	孙申田	孙树椿	严世芸	杜怀棠
李　莹	李　培	李曰庆	李中宇	李世增	李立新	李佃贵
李济仁	李素卿	李景华	杨积武	杨霓芝	肖承悰	何立人
何成瑶	何晓晖	谷世喆	沈舒文	宋爱莉	张　震	张士卿
张大宁	张小萍	张之文	张发荣	张西俭	张伯礼	张鸣鹤
张学文	张炳厚	张晓云	张静生	陈彤云	陈学忠	陈绍宏
武维屏	范永升	林　兰	林　毅	尚德俊	罗　玲	罗才贵
周建华	周耀庭	郑卫琴	郑绍周	项　颗	赵学印	赵振昌
赵继福	胡天成	南　征	段亚亭	姜良铎	洪治平	姚乃礼
柴嵩岩	晁恩祥	钱　英	徐经世	高彦彬	高益民	郭志强
郭振武	郭恩绵	郭维琴	黄文政	黄永生	梅国强	曹玉山
崔述生	商宪敏	彭建中	韩明向	曾定伦	路志正	蔡　淦
臧福科	廖志峰	廖品正	熊大经	颜正华	禤国维	

总　前　言

　　名老中医经验是中华医药宝库里的璀璨明珠，必须要保护好、传承好、发扬好。做好名老中医的传承创新工作，就是对习近平总书记所提出的"传承精华，守正创新"的具体实践。国家重点研发计划"基于'道术结合'思路与多元融合方法的名老中医经验传承创新研究"项目（项目编号：2018YFC1704100）首次通过扎根理论、病例系列、队列研究以及数据挖掘等定性定量相结合的多元融合研究方法开展名老中医的全人研究，构建了名老中医道术传承研究新范式，有效地解决了此前传承名老中医经验时重术轻道、缺乏全面挖掘和传承的方法学体系和研究范式等问题，有利于全面传承名老中医的道术精华。

　　在项目组成员共同努力下，最终形成了系列专著成果。《名老中医传承学》致力于"方法学体系和范式"的构建，是该项目名老中医传承方法学代表作。本书首次提出了从"道"与"术"两方面来进行名老中医全人研究，并解析了道术的科学内涵；介绍了多元融合研究方法，阐述了研究实施中的要点，并列举了研究范例，为不同领域的传承工作提供范式与方法。期待未来更多名老中医的道术传承能够应用该书所提出的方法，使更多名老中医的道术全人精华得以总结并传承。本书除了应用于名老中医传承，对于相关领域的全人研究与传承也有参考借鉴作用。基于扎根理论、病例系列等多元研究方法，项目研究了包括国医大师、院士、全国名中医、全国师承指导老师等在内的136位全国名老中医的道与术，产出了多个系列专著。在"大医传承文库·对话名老中医系列"中，我们邀请名老中医讲述成才故事、深入解析名老中医道术形成过程，让读者体会大医精诚，与名老中医隔空对话，仿佛大师就在身边，领略不同大医风采。《走近国医》由课题组负责人、课题组骨干、室站骨干、研究生等组成的编写团队完成，阐述从事本研究工作中的心得体会，展现名老中医带给研究者本人的收获，以期从侧面展现名老中医的道术风采，并为中医科研工作者提供启示与思考。《全国名老中医效方名论》汇集了 79 位全国名老中医的效方验方名论，是每位名老中医擅治病种的集中体现，荟萃了名老中医本人的道术大成。"大医传承文库·疑难病名老中医经验集萃系列"荟萃了以下重大难治病种著作:《脑卒中全国名老中医治验集萃》《儿科病全国名老中医治验集萃》《慢性肾炎全国名老中医治验集萃》《慢性肾衰竭全国名老中医治验集萃》《2 型糖尿病全国名老中医治验集萃》《慢性肝病全国名老中医治验集萃》《慢性阻塞性肺疾病全国名老中医治验集萃》《免疫性疾病全国名老中医治验集萃》《失眠全国名老中医治验集萃》《高血压全国名老中医治验集萃》《冠心病全国名老中医治验集萃》《溃疡性结肠炎全国名老中医治验集萃》《胃炎全国名老中医治验集萃》《肺癌全国名老中医治验集萃》《颈椎病全国名老中医治验集萃》。这些著作集中体现了名老中医擅治病种的精粹，既包括学术思想、学术观点、临证经验，又有典型病例及解读，可以从书中领略不同名老中医对于同一重大难治病的不同观点和经验。"大医传承文库·名老中医带教问答录系列"通过名老中医与带教弟子一问一答的形式，逐层递进，层层剖析名老中医诊疗思维。在师徒的一问一答中，常见问题和疑难问题均得以解析，读者如身临其境，深入领会名老中医临证思辨过程与解决实际问题的思路和方法，犹如跟师临证，印象深刻、领悟透彻。"大医传承文库·名老中医经验传承系列"在扎根理论、处方挖掘、典型病例等研究结果的基础上，生动还原了名老中医的全人道术，既包含名老中医学医及从医过程中的所思所想，突出其成才之路，充分展现了其学术思想形成的过程及临床诊疗专病的经验，又讲述了名老中医的医德医风等经典故事，总结其擅治病种的经验和典型医案。"大医传承文库·名老中医特色诊疗技术系列"展示了名老中医的特色诊法、推拿、针灸等特色诊疗技术。

以上各个系列的成果，期待为读者生动系统地了解名老中医的道术开辟新天地，并为名老中医传承事业做出一份贡献。

以上系列专著在大家协同、团结奋斗下终得以呈现，在此，感谢科技部重点研发计划的支持，并代表项目组向各位日夜呕心沥血的作者团队、出版社编辑人员一并致谢!

总主编　谷晓红

2023 年 3 月

前　言

　　中医药学博大精深，是中华民族智慧的结晶，其有着系统整体的哲学思想，内涵深厚的理论基础，行之有效的辨证论治方法，以及注重临床实践的务实风格。要发展中医首先是继承，继承是发展的基础和前提，继承更是书本的继承和临床经验的继承。医案是医者诊治疾病的书面记录，它真实生动地再现了医者诊治疾病时理、法、方、药一线贯穿的思维过程，注重事实，不尚空谈，既有成功之经验，又有失败之教训，可以启人心智，垂范后学。阅读学习医案是后辈学习继承前人思想经验的捷径。

　　《皮持衡带教问答录——肾脏病诊疗解析》是国家重点研发计划基于"道术结合"思路与多元融合方法的名老中医经验传承创新研究NO.2018YFC1704100）之三"中部地区名老中医学术观点、特色诊疗方法和重大疾病防治经验研究"（2018YFC1704103）的重要成果。本书正文主要分两个部分，医案点评详述皮持衡最擅长治疗的病种及其独特的经验，重点突出医家的用药、用方，以期为后学体悟中医智慧，提高临床疗效有所帮助。师徒对话通过对话形式突出医家学术思想和临床特色，以及医家中医教育思想，如何更好地培养中医药接班人等，以促进中医药的传承发展。

　　由于本书编写人员均在临床、科研、教学第一线，工作繁忙，限于水平不同，文笔各异，书能付梓，荣幸至极，但不妥之处，在所难免，诚望读者批评指正，书中尚有少量引用内容未一一详列出处，谨此一并致谢，见谅！

编　者

2022 年 8 月江西南昌

目 录

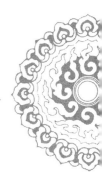

下篇　师徒对话

上篇　医案点评

第一章　慢性肾衰竭

第一节　慢性肾衰竭案（一）

孟某，女，72岁，2019年4月11日初诊，清明节气。患者主因"发现肾功能异常10余年，双下肢浮肿1个月"来诊。患者于2009年初因感冒在当地医院就诊，尿常规检查发现尿蛋白（++），诊断为"慢性肾炎"，经降蛋白、抗感染等治疗后，患者双下肢浮肿减轻，蛋白尿仍持续阳性。后患者未规律治疗，其间因出现乏力至当地医院检查发现肾功能异常（175μmol/L），仍未予以重视，未规律诊治，近10年患者血肌酐渐进性升高。1个月前患者出现双下肢浮肿，查血肌酐685μmol/L，尿素氮28mmol/L，予中西医综合治疗，中药多为通腑泄浊、清热利水、益气滋阴之品，患者双下肢浮肿未见明显好转，复查血肌酐667μmol/L，尿素氮18mmol/L，尿蛋白（++）。现症见：神疲乏力，头昏，恶心欲吐，纳食欠佳，口干，腹胀，双下肢浮肿，大便日1次，量少偏干，小便量适中。舌质暗红，苔腻略黄，脉弦滑数，两尺脉浮而无力。中医诊断：慢性肾衰病（脾肾亏虚、湿热内蕴证）。西医诊断：慢性肾脏病5期。处方：①苦杏仁10g，白豆蔻10g，薏苡仁30g，法半夏10g，青皮10g，陈皮10g，炙甘草6g，土茯苓30g，枳壳10g，瓦楞子15g，竹茹10g，丹参15g，泽兰15g，丝瓜络10g，鱼腥草30g。3剂（水煎服，每日1剂，分两次温服）。②院内制剂肾衰泄浊汤（生黄芪30g，生大黄15g，巴戟天20g，蒲公英15g，槐花10g，生牡蛎30g等），每袋150mL，合

2 袋灌肠。

二诊（2019 年 4 月 14 日）：患者服药后稍汗出，仍神疲乏力，头昏稍减，已无明显恶心欲吐感，胃口稍开，腹胀稍减，双下肢浮肿稍减，大便日 1 次。舌质暗红，苔腻，脉弦细滑，两尺脉沉取无力。处方：①苦杏仁 10g，白豆蔻 10g，薏苡仁 30g，法半夏 10g，青皮 10g，陈皮 10g，炙甘草 6g，土茯苓 30g，枳壳 10g，瓦楞子 15g，竹茹 10g，丹参 15g，泽兰 15g，丝瓜络 10g，鱼腥草 30g，制附片 10g。7 剂（水煎服，每日 1 剂，分两次温服）。②继续予肾衰泄浊汤灌肠，方法同一诊。

三诊（2019 年 4 月 21 日）：患者服药后进食较前明显增加，无恶心欲吐，每日解水样便 3 至 4 次，大便偏酱色，双下肢稍浮肿，小便量较前增加，腹胀已，精神状态较前改善。舌质暗淡，苔白，脉弦细，两尺脉沉取无力。复查肾功能提示血肌酐 461μmol/L，尿素氮 11mmol/L，尿蛋白（++）。处方：①桂枝 10g，茯苓 25g，泽泻 15g，白术 15g，黄连 10g，白芍 10g，党参 15g，制附片 10g（先煎 2 小时），干姜 15g，炙甘草 5g，细辛 3g，生姜 15g。7 剂（水煎服，每日 1 剂，分两次温服）。②继续守肾衰泄浊汤，灌肠改为口服，每日 1 剂，与处方 1 交替服用。

四诊（2019 年 4 月 29 日）：患者诉服药 3 剂后，身体明显感觉轻松，双下肢浮肿较前明显减轻，小便量多，每日解大便 2 至 3 次，粪便呈酱黄色，质稀，饮食增加，无明显乏力，舌质淡红，苔白，脉沉细，两尺脉沉取较前有力。复查肾功能示血肌酐 355μmol/L，尿素氮 11mmol/L，尿常规示：尿蛋白（+）。效不更方，嘱患者守三诊方药 15 剂，服法同前。

五诊（2019 年 5 月 20 日）：患者诉服四诊方药 7 剂后，双下肢浮肿消退，小便量仍多，纳食正常，无恶心呕吐，大便每日 2 行，质偏软。服完上述 10 剂药后，双下肢已无浮肿，小便量正常，感全身轻松，活动后仍稍有乏力，稍怕冷，舌质淡红，苔白，脉沉弦，两尺脉重按稍无力。处方：①黄芪 30g，党参 15g，茯苓 30g，白术 10g，芡实 30g，陈皮 10g，莲须 15g，山药 10g，金樱子 30g，薏苡仁 15g，砂仁 6g（后下），桔梗 10g，丹参 15g，泽兰 15g，炙甘草 6g，淫羊藿 15g，仙茅 15g。15 剂（水煎服，每日 1 剂，分两次温服）。②继续守肾衰泄浊汤，每日 1 剂，与处方 1 交替服用。

六诊（2019 年 6 月 10 日）：患者诉服药后精力较前改善，纳食正常，大便正常，小便量可，舌质淡红，苔薄白，脉沉缓，两尺脉重按较前有力。后患者多次复查血肌酐在 300μmol/L 左右，复查尿蛋白（－），症状上无特殊不适。仍规律按五诊方案加减治疗。

【师徒评案】

学生：治疗中如何体现"肾主气化"？

老师：此案为慢性肾衰竭，患者初诊就诊时双下肢浮肿严重，神疲乏力，纳差，两尺脉浮而无力，为脾肾两虚之象，另外患者标实之象同样显著，伴腹胀、恶心欲吐、大便干、苔腻略黄，且血肌酐、尿素氮高，面对此类虚实夹杂证候突出的患者，辨证可谓棘手，前医已采用通腑泄浊、清热利水、益气滋阴之法，病情未好转反而加重，其中可能存在诊治中无次序无章法，要么一味通腑泄浊，要么一味利水滋阴，皆未抓住以恢复"肾主气化"这一治疗核心。诊治此案过程中我们始终抓住恢复患者"肾主气化"的功能。初诊时，患者尿毒蓄积、中焦湿浊上犯证候明显，加之纳差，汤食难进，故处方采用两种方法，一则内服开胃醒脾、化湿通络，二则灌肠通腑泄浊，为汤药能进及守住"肾主气化"功能做准备。二诊当患者中焦浊阴之邪已散，采用扶阳泻下之法，在恢复肾气的同时，通过通腑泄浊之法使潴留体内的血肌酐、尿素氮从大便而出，以减少对肾体的损害。三诊患者仍有水肿，尺脉沉取无力，阳气不足征象已显，如《金匮要略·水气病脉证并治》说："脉得诸沉，当责有水，身体肿重，水病脉出者死。"此患者脉沉不出可有生机，故采用温阳利水之法。五诊患者水肿消，当全力恢复肾体之用，但患者肾体损害严重，单纯补肾恐难见效，当以健运中土，以养先天，故处方以参苓白术散化裁。此案全程始终以恢复"肾主气化"为治疗核心，重视从脾肾两脏论治慢性肾衰病。中焦浊邪壅滞时，当先治脾；阴霾已散，当脾肾同治，终使肾之气化恢复。

【传承心得体会】

慢性肾脏病各个病理阶段所表现的证候有所不同，有以"气化不及"为主要表现的正虚证候，然在某一病理阶段，"肾气化不利"所表现出来的邪实证候又突出，邪实的存在可进一步加重肾主气化功能的损耗，因此对于慢性肾脏病的治疗应以扶正为主还是以祛邪为主，众说纷纭。基于肾主气化功能是维系肾脏乃至其他脏腑正常气化功能的根本，所以对于慢性肾脏病中医治疗的原则，我们提出要始终保存"肾主气化"的功能，以固护肾气贯穿治疗始终，只在当邪实证候突出时，遵循"治主当缓，治客当急"的原则，加强对邪实的处理。当邪实证候减轻之时，仍应落实到"治本"上来，治本必须兼顾"脾、肾"两本。在慢性肾脏病的治疗过程中，尤其是当进展至慢性肾衰竭时，出现先天之本已废或浊邪壅滞的情况，表现为饮食难进甚至呕吐不止的，此时单治肾已无济于事，应先以固护脾胃为先，待中土之气恢复，药食能进，再考虑治肾，这与脾、肾气化的相互影响有较大的关系，因中土斡旋，气机升降无滞，方可发挥肾主气化功能，中土即旺又可厚固肾气，使阴邪无生。当湿浊、瘀毒等实证候突出时，即临床所见尿素氮、血肌酐等指标异常升高时，必须采取攻逐泻下之法，临床可运用承气汤类方剂加减，借大黄、芒硝攻逐泻下之功，使血中的湿浊、瘀毒从肠道排出，减轻肾本脏的过滤负荷及损害，但攻逐泻下之法仍应在固护脾肾两本的前提下运用，方使祛邪而不伤正。

（黄伟　整理）

第二节　慢性肾衰竭案（二）

简某，男，65岁，汉族，职员，2019年5月9日初诊。立夏节气。患者主因"颜面、眼睑及双下肢浮肿3个月"求诊。患者2019年春节后因晨起及劳累后出现颜面、眼睑及双下肢浮肿，至当地医院诊治，检查发现肾功能异常，血肌酐484.15μmol/L、尿素氮23.40mmol/L、尿酸431.9μmol/L；尿常规提示尿蛋白（+）、潜血（+）。泌尿系彩超提示双肾慢性改变，肾皮质萎缩。患者既往高血压病史7～8年。诊断为慢性肾脏病5期；高血压性肾损害。对症处理后建议患者提前行动静脉内瘘术，后期予血液透析治疗，患者拒绝行血液透析治疗，遂至我院门诊寻求中医治疗。刻下症见：神疲，面目、下肢浮肿明显，易疲乏，2 天曾前有呕吐，大便每日 2 次，初硬后软，并见形寒怕冷，夜尿多，舌淡红，苔白腻中有裂纹，脉弦滑，沉取无力。检查：尿蛋白（＋），潜血（＋）；血肌酐 464.5μmol/L，尿素氮 13.5mmol/L，尿酸 452.2μmol/L。中医诊断：慢性肾衰病（脾肾阳虚、浊毒内蕴证）。西医诊断：慢性肾脏病 5 期；高血压性肾损害。治以温阳和营、泄浊化湿。方用三仁汤化裁：杏仁 10g，豆蔻 10g（后下），薏苡仁 30g，半夏 10g，通草 6g，竹叶 10g，乌贼骨 24g，茜草 6g，当归 20g，川芎 20g，肉苁蓉 15g，巴戟天 15g，土茯苓 30g，鱼腥草 30g。7 剂（水煎服，每日 1 剂，分两次温服）。另加院内制剂肾衰泄浊汤 150mL，每日 1 次，以及复方丹参滴丸口服 5 盒，每次 10 粒，每日 3 次。

二诊（2019 年 5 月 15 日）：患者面目浮肿消，下肢浮肿见减，仍感乏力、心慌，纳寐可，怕冷，夜尿三四次，舌淡红略暗，苔薄黄，根厚有裂纹，脉弦滑。检查：血肌酐 396.4μmol/L、尿素氮 11.35mmol /L、尿酸 402.21μmol /L。病情及实验室指标好转，守原治疗方案，仅肉苁蓉改为 30g，内服方药继服 15 剂。

三诊（2019 年 6 月 2 日）：患者面目及下肢浮肿均消退，胃纳稍差，睡眠可，心中时有悸动，手脚发软、时有颤抖，夜尿三四次，大便成形日两行。舌淡红略暗，苔薄黄，脉缓滑。检查：尿蛋白（±），潜血（＋）；血肌酐 315.42μmol/L，尿素氮 10.76 mmol/L，尿酸 416.07μmol/L。效不更方，仍守原方案，内服方药中加制何首乌 30g，继续治疗。

四诊（2019 年 6 月 30 日）：患者颜面及双下肢浮肿消退未复发，纳食较前改善，心悸、乏力缓解，夜寐安，夜尿 2 至 3 次，大便成形，日两行。舌淡暗，苔薄黄，脉弦缓。检查：尿蛋白（±）、潜血（＋）；血肌酐 310μmol/L，尿素氮 10.12mmol/L，尿酸 420.07μmol/L。患者肾功能未进一步恶化，告知患者避免劳累、熬夜，调整生活方式，避免感冒，于我院门诊规律随诊治疗，后期多次复查肾功能：血肌酐波动在 300～320μmol/L、尿素氮波动在

8 ～ 10mmol/L。

【师徒评案】

学生：慢性肾衰竭"虚、湿、瘀、毒"四大基本病机关系如何？

老师：此案为慢性肾衰竭，原发病考虑为高血压病导致肾损害，按照西医学对慢性肾脏病的分期，患者初诊已达慢性肾脏病5期，即尿毒症期，需行透析治疗。患者对慢性肾脏病缺乏了解，因恐惧透析拒绝治疗，故转而寻求中医诊治。初诊结合患者的四诊信息，中医辨证为脾肾阳虚、浊毒内蕴证。脾肾阳虚为此患者发病之本虚，常由早期失治、延治、误治之脾肾气虚进一步发展而来，浊毒内蕴为此病发病之标实，浊毒由痰、湿、瘀、尿毒等病理产物日久胶着、缠绵发展而成。其中湿浊、瘀毒为此案发病的核心病理产物，湿浊垢秽滞着，瘀毒阻滞肾络，不仅壅遏三焦水道，阻碍三焦气机气化，而且遏阻脾肾阳气，使之不能振奋，升降开合失司，水浊不泄而留滞，以至血液中的浊毒物质不能正常从肠道、小便清除而发为此病。虚、湿、瘀、毒是慢性肾病复杂病机的基本环节，运用三仁汤化裁可以辨证治疗多种慢性肾病，以达通阳化气、升清降浊、和营通络之效。患者初诊辨证准确，经治疗后，症状及血肌酐、尿素氮等实验室指标皆有改善，使患者暂免透析治疗。二诊患者湿浊、瘀毒等标实之象减轻，脾肾阳虚之象仍存在，效不更方，故加大肉苁蓉剂量以加强温阳、补精血之效。三诊患者标实之象渐消，本虚之象渐显，可继续加大填补精血、温阳化气之品，已复虚损之肾体。四诊之时，患者标实之象已消，本虚之象稍减，但治疗虚损之肾体非一日之功，所以患者经治疗一段时间后，肾功能会波动在一定范围，但居高不下，此时养生调护、调理脾胃尤为重要。

【传承心得体会】

慢性肾脏病发展至后期，固然以正气虚损（肺、脾、肾功能失调为主）为本，但邪实的阻滞、结聚、干扰在其发展变化中的作用同样非常重要而不可忽视，其中尤以湿浊、瘀毒最为基本。在慢性肾病中湿浊之邪可从外感受，是致病因素；也可在病变过程中自内产生，反作用于机体而为病。瘀阻肾络，胶结日久，化生浊毒，两者交相作用，形成恶性循环而致病情迁延。

湿浊、瘀毒病机在慢性肾病病程中常并存或互相转化。湿浊邪气性善弥漫、阻遏中焦，使脾胃运化功能失调、中阳受损，体内正气亏虚而致湿浊内生；湿浊凝聚久滞，壅滞三焦、困遏下元，水液清浊难分，水湿郁久成瘀则湿瘀蕴结。由此湿浊与瘀毒相互影响、相互为患，成为慢性肾病错综复杂病机的基本环节，贯穿在其发生发展变化过程的始终，使疾病迁延反复、缠绵难愈。故临床论治慢性肾脏病多采用三仁汤为主，随症化裁；另行湿化浊法贯穿治疗全过程，活血化瘀应用始终。此外，慢性肾脏病的治疗非一日之功，效不更方甚为重要，坚持辨证论治，方药守得住，病情才能稳得住，守方应遵循以下原则：其一，临床症状或实验室检验改善或明显好转；其二，临床症状或实验室检验无明显改善或好转，但病情无恶化；其三，临床症状或实验室检验有或增或减的变化，而病因病机如故。最后，善后调理总不离脾。

（黄伟　整理）

第三节　慢性肾衰竭案（三）

谌某，男，53岁，汉族，职员，2017年8月30日初诊。处暑节气。患者因"发现蛋白尿5余年，肾功能异常2年"求诊。患者5余年前体检发现尿蛋白（++），于当地医院进一步完善相关检查，诊断为慢性肾小球肾炎，未行肾穿刺病理诊断，予间断口服肾炎康片、缬沙坦胶囊等药物对症治疗，尿蛋白波动在（+）至（++）。2年前患者出现肾功能异常，血肌酐波动在140～170μmol/L左右。患者平素易感冒。刻下症：腰酸乏力，活动后为甚，平素稍畏寒、怕风，纳食一般，夜寐可，大便偏干，每2日一行，夜尿2至3次。舌质暗红，苔白腻，脉沉弦滑，沉取无力。检查：尿蛋白（++），潜血（±）；血肌酐175μmol/L，尿素氮10.6mmol/L，尿酸465.4μmol/L。中医诊断：慢性肾衰病（脾肾气虚，浊毒内蕴证）；西医诊断：慢性肾脏病3期；慢性肾小球肾炎。治以健脾补肾、化瘀泄浊。处方：①杏仁10g，白豆蔻10g（后下），薏苡仁30g，半夏10g，通草6g，竹叶10g，乌贼骨24g，茜草

6g，当归 20g，川芎 20g，青皮 15g，陈皮 15g，制何首乌 30g，土茯苓 30g，鱼腥草 30g，威灵仙 30g，7 剂（水煎服，每日 1 剂，分两次温服）。②院内制剂肾衰泄浊汤 150mL，每日 1 次，以及复方丹参滴丸口服 5 盒，每次 10 粒，每日 3 次。

二诊（2017 年 9 月 10 日）：患者腰酸乏力稍减，无明显畏寒、怕风，纳食可，夜寐安，大便每日 2 次，质偏稀，夜尿 2 次，舌质暗红，苔白，根部略腻，脉沉弦滑，沉取无力。检查：尿蛋白（++），潜血（±）；血肌酐 168μmol/L，尿素氮 10.7mmol/L，尿酸 425.4μmol/L。继续守一诊用药方案，服用处方①时加三七粉 5g 冲服，余方案不变，考虑患者外地求诊，故嘱患者续服处方 1 个月。

三诊（2017 年 10 月 20 日）：患者无明显腰酸乏力，纳食可，夜寐安，大便每日 2 至 3 次，质软，夜尿 2 至 3 次，舌质红，苔薄黄，根部腻，脉弦滑。检查：尿蛋白（++），潜血（±）；血肌酐 158μmol/L，尿素氮 9.8mmol/L，尿酸 435.4μmol/L。调整处方①为：杏仁 10g，豆蔻 10g（后下），薏苡仁 30g，枳壳 10g，法半夏 10g，竹茹 10g，丝瓜络 10g，瓦楞子 15g，丹参 15g，泽兰 15g，青皮 15g，陈皮 15g，甘草 6g，土茯苓 30g，鱼腥草 30g，15 剂（水煎服，每日 1 剂，分两次温服）。②院内制剂肾衰泄浊汤 150mL，每日 1 次，以及复方丹参滴丸口服 5 盒，每次 10 粒，每日 3 次。

四诊（2017 年 12 月 1 日）：患者无特殊不适，纳食可，夜寐安，大便每日 2 次，质偏稀，夜尿 2 次，舌质淡红，苔白，脉弦滑。检查：尿蛋白（+），潜血（±）；血肌酐 134μmol/L，尿素氮 8.8mmol/L，尿酸 412.4μmol/L。继续守三诊用药方案服用 1 个月。

五诊（2018 年 1 月 10 日）：患者无特殊不适，诉身体较前轻松，感冒发作频次较前几年明显减少。舌质淡红，苔薄腻，脉弦缓。检查：尿蛋白（+），潜血（−）；血肌酐 128μmol/L，尿素氮 8.6mmol/L，尿酸 400.8μmol/L。后患者根据病情变化及实验室检查，多次交替调整服用一诊处方①及三诊处方①，另每次皆配以院内制剂肾衰泄浊汤及复方丹参滴丸，患者目前仍随诊治疗，血肌酐波动在 130～160μmol/L，尿蛋白波动在（±）至（+）。

【师徒评案】

学生：慢性肾衰病如何针对"虚、湿、瘀、毒"四大病机进行论治？

老师：此案为慢性肾衰病，原发病考虑为慢性肾小球肾炎，患者发现蛋白尿后，经相关对症治疗后，仍出现肾功能异常，临床考虑患者肾脏病理类型差，肾功能进展快，治疗应控制原发病，延缓肾功能进一步恶化。在此案治疗过程中，患者临床表现症状少，从发现蛋白尿到出现肾功能异常，皆无明显特殊的不适，其发病特点符合慢性肾脏病的隐匿性，加之患者对此病的知晓率低，稍不重视，延误诊治，将在几年内快速进展至终末期肾脏病而危及生命。我们对于此案的治疗，结合西医学的实验室指标，从微观辨证，谨守慢性肾衰病"虚、湿、瘀、毒"四大病机进行论治。肾衰之病，这四大病机每可相互胶着缠绵，虚损为本，湿浊瘀毒贯穿始终，单独补虚，恐补敛邪，长于泻实，则正气更虚，如虚实同治并行，因虚实难辨，治无重点，则药力不专，效不显著，又忌药味繁杂，恐犯"虚虚实实"之戒，故采用如"补泻交替，扶正祛邪"之交替治法。一诊采用化裁三仁汤与院内制剂肾衰泄浊汤每日交替服用以补泻交替，另全程使用具有活血化瘀功效的复方丹参滴丸。三诊患者湿热之象显，故暂停化裁三仁汤改服三仁温胆汤以加强和胃化痰、清热降逆之功，交替服法同一诊。在此案治疗过程中随着"虚、湿、瘀、毒"病机在疾病过程中的变化，用药处方也需做出相应调整，最终延缓患者肾功能恶化的进展。

【传承心得体会】

慢性肾脏病病因繁多，病机多变，治疗棘手，但运用中医辨证论治思路，借助西医学手段，发现慢性肾脏病中医证型的传变有规律可循，病机转化有其发展规律，临床掌握其辨治方法多起效显著。在慢性肾脏病"虚、湿、瘀、毒"的病机之中，"虚"是其始发因素，"湿、瘀"是形成此病的病理基础，"瘀、毒"病机贯穿此病始终，且"虚、湿、瘀、毒"四端在病理条件下相互转化与兼夹，其本虚当责之于脾肾，标实以"湿热、痰瘀、浊毒"为患，临床可见因虚致实之变，或因实致虚，又或虚实夹杂，症候多端，病情错综复杂，但总不离"虚、湿、瘀、毒"四端。在论治慢性肾脏病中，常采用两组方剂或两组方剂以上的交替治法，来应变临床中"虚、湿、瘀、毒"病机的"四难"问题，两组方剂采用隔日或隔周交替服用，临床疗效显著。治法交替源于《素问·标本病传论》中"间者并行，甚者独行"，原文意指当病情轻微势缓时，可标本兼治，当病重势急时，则独治其本，或独治其标，即在论治之时，需根据具体病情权衡利弊，而达疗效。临床多采用肾衰泄浊汤联合复方丹参滴丸等为一组处方，每日一行，其中复方肾衰泄浊汤为论治慢性肾衰之虚、湿、瘀、毒病机而设的院内制剂。从肾衰早期的高凝状态到终末期肾小球硬化及肾间质纤维化皆可视为中医的"瘀滞"，故以复方丹参滴丸养血化瘀贯穿始终。以三仁汤化裁或三仁温胆汤加减等祛湿毒为另一组方，隔日一行。两组方并行与独行交替论治可使药力专注，药味简笃，直中病所，是"间者并行，甚者独行"理论在慢性肾脏病中对"虚、湿、瘀、毒"病机交替论治的全新诠释。

（黄伟　整理）

第四节　慢性肾衰竭案（四）

罗某，男，53 岁，南昌，2021 年 6 月 9 日初诊。主诉：发现肌酐升高 4 月余。现病史：患者自述 4 个月前因工作单位体检发现肾功能血肌酐 113.8μmol/L，身体无不适感，在当地医院复查就诊，给予肾衰宁胶囊治疗，效果不佳。现为寻求中医系统治疗，特来我院就诊。现患者精神一般，易疲劳，腰酸痛，双膝关节酸痛，口苦，欲呕，食欲可，夜寐安，梦不多，小便黄量可，尿中泡沫不多，无夜尿，大便平，成形，稍挂厕，舌红，苔黄腻，边有齿痕，脉弦滑。肾功能：血肌酐 114μmol/L、尿酸 558μmol/L。西医诊断：慢性肾脏病 1 期；痛风性肾病。中医诊断：慢性肾衰病（痰热内蕴证）。治法：清热化痰，理气降逆。处方：院内制剂肾衰泄浊汤 60 袋，每袋 150mL，每日 2 次；复方丹参滴丸 5 盒（180 片 / 盒），每次 10 片，每日 3 次。①黄芩 10g，白豆蔻 10g（后下），杏仁 10g，薏苡仁 30g，法半夏 10g，竹茹 10g，枳壳 10g，甘草 6g，土茯苓 30g，青皮 15g，陈皮 15g，丹参 15g，泽兰 15g，丝瓜络 10g，瓦楞子 15g，鱼腥草 30g，三七粉 3g。15 剂（隔日 1 剂，水煎服，分两次温服）。②葛根 30g，地肤子 2g，猪苓 30g，土茯苓 30g，泽泻 15g，白术 6g，丹参 15g，木贼草 30g，猫须草 30g，15 剂（隔日 1 剂，水煎服，分两次温服）。复查：尿常规、肾功能＋电解质。

二诊（2021 年 7 月 12 日）：精神较前好转，偶感腰酸，容易疲劳，困倦，口苦痰多，饮水不多，纳可，寐安，大便不成形，小便黄，无夜尿，舌红，苔黄腻，脉弦滑。检查：肾功能：血肌酐 90.1μmol/L，尿酸 481μmol/L。处方：院内制剂肾衰泄浊汤 90 袋，每袋 150mL，每日 2 次；复方丹参滴丸 8 盒（180 片 / 盒），每次 10 片，每日 3 次。①守上一方加猫须草 30g，木贼草 30g，姜黄 15g，威灵仙 30g。15 剂（隔日 1 剂，水煎服，分两次温服）。②守上二方加乌贼骨 24g，茜草 6g，15 剂（隔日 1 剂，水煎服，分两次温服）。复查：尿常规、肾功能＋电解质。

三诊（2021 年 9 月 2 日）：腰酸、疲劳感较前好转，纳尚可，夜寐安，小便平，不起夜，大便成形，舌暗红，苔黄腻，脉沉滑。肾功能：血肌酐 85μmol/L，尿酸 487μmol/L。处方：院内制剂肾衰泄浊汤 60 袋，每袋 150mL，每日 2 次；复方丹参滴丸 5 盒（180 片 / 盒），每次 10 片，每日 3 次。①守上一方。②守上二方。各 15 剂。复查：尿常规、肾功能＋电解质。

四诊（2022 年 1 月 14 日）：近期无明显不适感，未见腰酸，疲劳感明显好转，小便淡黄，大便成形，稍挂厕，舌红台薄黄，脉沉稍滑。血肌酐 88.4μmol/L，尿酸 558μmol/L。处方：院内制剂肾衰泄浊汤 60 袋，每袋 150mL，每日 2 次；复方丹参滴丸 5 盒（180 片 / 盒），每次 10 片，每日 3 次。①守上一方。②守上二方。查：尿常规、肾功能＋电解质。

五诊（2022 年 3 月 7 日）：近期无明显不适感，无口干口苦，小便淡黄，大便成形，稍挂厕，舌淡红，苔薄黄，脉沉。肾功能：血肌酐 105.8μmol/L，尿酸 476μmol/L。处方：院内制剂肾衰泄浊汤 60 袋，每袋 150mL，每日 2 次，复方丹参滴丸 5 盒（180 片 1 盒），每次 10 片，每日 3 次。黄芪颗粒剂 4g×24 袋×6 盒，1 袋，每日 3 次。①守上一方。②守上二方，各 15 剂。复查：尿常规，肾功能＋电解质。

六诊（2022 年 4 月 15 日）：近期无明显不适感，小便淡黄，不起夜尿，大便成形，稍挂厕，舌淡红，苔薄黄，脉沉稍滑。血肌酐 106.1μmol/L，尿酸 420μmol/L。处方：院内制剂肾衰泄浊汤 60 袋，每袋 150mL，每日 2 次；复方丹参滴丸 5 盒（180 片 / 盒），每次 10 片，每日 3 次；黄芪颗粒剂 6 盒（24 袋 / 盒），1 袋，每日 3 次。①守上一方。②守上二方。各 15 剂。复查：尿常规，肾功能＋电解质。

后期随诊血肌酐和尿酸均在正常范围，嘱患者低嘌呤饮食，保护肾功能，预防感冒。

【师徒评案】

学生：本病是如何体现标本兼治的？

老师：国内相关流行病学资料显示慢性肾衰竭的发病率均呈上升趋势，发病率大约为 100/ 百万人口，这也是全球必须面对的严峻形势。慢性肾衰竭是由慢性肾脏病导致的进行性肾功能损害，是以代谢产物潴留、机体酸碱平衡紊乱为主要表现的临床综合征。临床表现多属于中医"关格""溺毒""水肿"等病范畴。《素问·水热穴论》云："肾者，胃之关也，关门不利，故聚水而从其类也。上下溢于皮肤，故为浮肿。"指出水肿的发病原因与肾脏密切相关。五脏虚损，尤重脾肾。本病多长期迁延，损耗肾脏，元气衰败、气血相失、气血津液运行不畅，导致气滞、血瘀、痰饮及水停的病理过程，最终恶化成为慢性肾功能衰竭。

慢性肾功能衰竭是在多种肾脏疾病"久病肾虚"的基础上，湿浊、血瘀、毒素互相胶结，导致肾体受损，久之肾元虚损，湿浊邪毒内停。本病病机较为复杂，虚实夹杂，本虚标实多贯穿疾病的始终。归纳为"虚、湿、瘀、毒"四点，以"虚"为本，"湿、瘀、毒"三者互结为标，标本互为因果，虚实夹杂，缠绵难愈。我在治疗上将"间者并行，甚者独行"的治疗法则融会贯通，创新性地提出在慢性肾衰竭的治疗上多途径、交替给药。以温补脾肾治本，生化有源为法，常用参苓白术散治疗，尤其适用伴有蛋白尿的患者。治标以湿热瘀毒，化之有道为法，深谙《类经》云："上焦不治，则水泛高源；中焦不治，则水停中脘；下焦不治，则水乱二便。"方以吴瑭之三仁汤为主，清热利湿化浊，如痰热较甚用三仁温胆汤，湿浊不分用三仁化裁汤，邪毒较甚用三仁四妙勇安汤，腑气不通用三仁丹黄汤等。同时自创肾衰泄浊汤化瘀生新、通腑泄浊，尤适用于大便不通畅者。

本案患者辨证为痰湿热蕴证，方用三仁黄芩温胆汤和胃化痰，理气降逆。肾衰泄浊汤通腑泄浊，化瘀生新，兼以复方丹参滴丸和三七粉活血化瘀保护肾络；葛根地肤子汤经验方降尿酸，两方交替服用。二诊时血肌酐正常，效果良好，症状基本如前，尿酸高，一方守方加猫须草、木贼草、姜黄三药利湿化浊通瘀，降低尿酸，二方配合一方中丝瓜络、瓦楞子加用乌贼骨、茜草共起活血通络的作用。五诊时，患者血肌酐尿酸控制良好，症状较明显好转，为加强巩固及预防感冒，加用黄芪颗粒。后期随诊患者尿酸、血肌酐均控制良好，在正常范围内，嘱患者低嘌呤饮食、预防感冒、定期复查肾功能。

【传承心得体会】

本病起病隐匿，一般到晚期肾功能衰竭期出现明显临床症状时才被发现，故在临床中强化健康教育是很有必要的，应耐心向每位初诊患者讲解疾病的严重性，引起患者的重视，可以将饮食调护总结五个字"动，海，汤，豆，苦"，即尽量不吃动物内脏、海鲜，不喝高压锅熬的浓汤，少吃豆类植物蛋白，少吃苦味蔬菜，通俗易懂地讲解给患者。如果说汤药是炮弹，健康教育则是利剑，直指根本，从患者自身出发，治疗疾病。《素问·水热穴论》曰："肾者，胃之关也，关门不利，故聚水而从其类也。"是指肾主水液代谢，而胃受纳水液，肾能影响胃受纳之水液代谢，肾气不足则水液代谢发生障碍。医师应认识到肾与胃关系密切，将其内涵不断拓展，才能提高临床治疗肾脏疾病的能力。

（李天盛　整理）

第五节　慢性肾衰竭案（五）

黄某，男,42岁，汉族，货车司机。2021年12月30日初诊。大雪节气。主因"腰酸乏力2年余，加重伴双下肢浮肿"入院。现病史：患者于2019年无明显诱因反复出现腰酸、乏力，伴双下肢浮肿，曾至外院就诊，检查发现尿蛋白4+，血白蛋白15g/L，当时肾功能正常，肾活检提示肾脏淀粉样变性。住院期间曾予以硼替佐米治疗，疗效不佳。2021年7月患者检查发现血肌酐203μmol/L，后至上海长海医院就诊，加用环磷酰胺口服治疗，配合金水宝片口服治疗，疗效仍不满意，后自行停药。2021年12月8日患者查血肌酐443.7μmol/L，尿素氮22.2mmol/L，白蛋白13.6g/L，故来我院就诊，门诊以"慢性肾衰"收入住院。既往有"小三阳"病史，现口服恩替卡韦胶囊抗病毒治疗。中医诊断：慢性肾衰病（脾肾阳虚证）。西医诊断：慢性肾衰竭；肾淀粉样变性；乙型肝炎小三阳。现症：患者面色萎黄，爪甲色淡，周身遍肿，下肢尤甚，自觉感怕冷，手足欠温，上腹部胀满明显，无恶心呕吐，自觉爬楼后有胸闷感，休息可缓解，腰部有酸胀感，不出汗，饮食一般，喜热饮，大便稍结，小便清长，尿中泡沫多，夜尿3～4次。舌质淡暗，舌下脉络粗胀，苔黄少津，脉沉虚弦。治法：健脾温肾，利湿泄浊。处方：①肾衰泄浊汤10袋，每袋150mL，每日早、晚餐后半小时温服1剂；②温脾汤加减，具体药物：制附片10g，生大黄10g，当归10g，干姜10g，党参15g，桃仁10g，红花10g，马鞭草30g，甘草6g，猪苓30g。5剂（颗粒剂，服用时用开水冲泡，于每日中餐后半小时温服）。医嘱：低盐低脂优质低蛋白饮食，控制饮水量，注意保暖，忌辛辣刺激发物。

二诊（2022年1月4日）：患者浮肿较前稍有减退，自觉口干，口中有涩感，无口苦，感腹胀，伴头重脚轻昏沉感，大便6～7次/天，色黄质稀。2022年1月3日复查肾功能示尿素氮22.13mmol/L，血肌酐422.3μmol/L。处方：①肾衰泄浊汤14袋，每袋150mL，每日早、晚餐后半小时温服1剂；②继续上方温脾汤加减，改桃仁为丹参15g，加大腹皮20g，具体药物：制白附子 10g，生大黄 10g，当归 10g，干姜 10g，党参 15g，丹参 15g，红花 10g，马鞭草 30g，甘草 6g，猪苓 30g，大腹皮 20g。7 剂（颗粒剂），服用时用开水冲泡，于每日中餐后半小时温服。

三诊（2022 年 1 月 11 日）：患者服用上述药物后浮肿程度与二诊时相似，仍诉感腰酸、乏力，畏寒，纳差，口干，大便色黄质稀，4～5 次/日，夜尿多，尿中泡沫多，尿总量正常。2022 年 1 月 11 日复查肾功能示尿素氮 23.00mmol/L，血肌酐 501.8μmol/L。患者拒绝血液透析建议，要求出院，转致门诊治疗。处方：①肾衰泄浊汤 80 袋，每袋 150mL，每日早、晚餐后半小时温服 1 剂；②实脾饮加味，具体药物：白术 10g，蜜甘草 6g，炒枳壳 10g，大腹皮 20g，草豆蔻 6g，木香 10g，木瓜 30g，姜黄 15g，制白附子 6g，猪苓 30g，海螵蛸 10g，浙贝母 10g。40 剂（颗粒剂，服用时用开水冲泡，于每日中餐后半小时温服）。医嘱：低盐低脂优质低蛋白饮食，控制饮水量，忌辛辣刺激发物，监测肾功能、电解质。

四诊（2022 年 2 月 22 日）：患者服用上述药物治疗约 1 周，浮肿较前明显消退，自觉畏寒、乏力较前好转，仍感腰酸、口干，饮食睡眠较前改善，大便成形，色黄质软，2～3 次/天，尿量正常，尿中泡沫多，夜尿 0～1 次。2022 年 2 月 20 日于我院复查血生化，尿素氮 24.86mmol/L，血肌酐 320.5μmol/L。处方：①肾衰泄浊汤 60 袋，每袋 150mL，每日早、晚餐后半小时温服 1 剂；②桃红四物汤合二陈汤加减，具体药物：桃仁 10g，红花 10g，黄芪 30g，川芎 10g，当归 10g，赤芍 10g，白芍 10g，炒枳壳 10g，桔梗 10g，醋青皮 10g，陈皮 10g，法半夏 10g，土茯苓 30g，瓜蒌皮 15g，甘草 6g。30 剂（颗粒剂，服用时用开水冲泡，于每日中餐后半小时温服）。医嘱：低盐低脂优质低蛋白饮食，控制饮水量，注意保暖，忌食大蒜、辣椒等辛辣刺激发物，监测肾功能、电解质。经上述治疗后患者病情平稳，一直服用该方随证加减治疗，复查血肌酐持续稳定在 300μmol/L 左右。

【师徒评案】

学生：中医学如何认识西医学中的"肾脏淀粉样病变"？

老师：本病初起时表现为"三高一低"，符合肾病综合征的诊断，属中医"水肿"范畴，病位以脾、肾为主，如《景岳全书·肿胀》云："凡水肿等证，乃脾肺肾三脏相干之病，盖水为至阴，故其本在肾；水化于气，故其标在肺；水惟畏土，故其制在脾。"脾虚不能运化水湿，故患者体内水湿积聚且困脾，肾虚则肾主水功能失调，肾失开阖，不能蒸腾气化水湿，脾肾虚损导致患者出现重度浮肿。同时，脾虚不能固摄精微物质，导致患者体内出现精微物质大量外泄，形成蛋白尿。

患者后来进一步完善肾脏病理诊断，提示肾淀粉样变性。淀粉样变性是一组由特殊蛋白在细胞外形成具有 β 样折叠结构的纤维丝沉积而引起器官功能障碍的疾病。肾淀粉样变性病临床主要表现为蛋白尿、肾病综合征，晚期可导致肾功能衰竭或其他脏器损害。肾淀粉样变性从中医理论来看，初期可归纳到"痰证"范畴，西医学所描述的 β 样折叠结构的纤维丝即我们所常说的淀粉样物质，具有中医痰邪致病的某些特点。首先，痰是有形之邪，可留滞于经脉、脏腑等部位，导致气血运行不畅，并可导致局部组织出现形态改变，如淀粉样物质沉积导致的舌体肥大，心肌肥厚，肝、脾肿大，肾肿大等；其次，痰邪致病较为广泛，而且变幻多端，痰邪随气血运行停滞于全身各处，致病面广且病证复杂，因此有"百病多由痰作祟"的观点。西医学研究显示，淀粉样变性可导致心、肝、脾、肾、胃肠道、皮肤等多种脏器损害，临床表现形式多样，不同患者因各脏器受累程度不同，临床表现也不尽相同，与痰邪致病特点相似。

淀粉样变性合并肾脏损害后一般多出现蛋白尿、肾功能损害，当属"水肿""癃闭""关格"等范畴。本例患者该患者病程长，来我院就诊时已有肾功能损害，血肌酐 443.7μmol/L，尿素氮 22.2mmol/L，白蛋白 13.6g/L，尿蛋白 3+。患者入院时符合中医慢性肾衰病诊断，结合患者临床及四诊表现，其病机符合慢性肾衰"虚、湿、瘀、毒"基本病机。其中"虚"主要为脾肾阳虚，患者起病时病位在脾肾，随着患者肾病病程日久，肾中精气日渐亏耗，气虚及阳，导致脾肾阳虚证。初诊时患者自觉怕冷，手足欠温，小便清长，均属于脾肾阳虚之常见证候。本病中的"毒"邪主要是指慢性肾衰竭患者因脾肾脏腑功能失调和气血运行失常产生的"内毒"，同时包含部分"湿毒、瘀毒"，亦是诱发患者肾功能恶化的重要因素，西医学将这些统称为尿毒症毒素，主要表现为临床生化指标中血尿素氮、血肌酐升高。本病中的"湿"邪多因脏腑功能失调而由内产生，尤其与脾肾功能失常关系密切，脾虚不能制约、运化水湿，肾虚不能蒸腾、气化水湿，故而出现水湿泛滥肌肤，还可因瘀致湿、因毒致湿，进一步加重患者水液在体内的积聚，导致患者周身遍肿。此外，湿热之邪在慢性肾衰患者病程中亦极为常见，湿热、湿浊在慢性肾病病程中长期并存或互相转化，贯穿在肾病发生发展变化过程的始终，并且湿热缠绵，使得疾病迁延反复。该患者临床表现为重度浮肿，同时伴有乏力，纳差，舌苔黄腻，这些均是湿热、湿浊阻滞积聚的具体表现。该患者病程长达 2 年余，慢性肾病患者多病势缠绵，久病脏腑损伤，可出现脉络瘀滞表现，即所谓"久病入络"，并且慢性肾病病位广泛，其中脾肾亏虚，水湿浊毒滞留是其主要病机，虚、湿、毒皆可致瘀，故而肾络血瘀阻滞也是慢性肾病过程中的重要病机之一，该患者临床可见舌质暗，舌下脉络粗胀，是瘀证的具体体现。综合来看，该慢性肾衰病患者病机当以"虚"为本，以"湿、瘀、毒"为标，治疗也应当紧紧围绕这四方面来进行辩证论证。

学生： 本案患者的治疗思路如何？

老师： 初诊时，针对患者"脾肾阳虚为本，湿、瘀、毒为标"的病机特点施以健脾温肾、利湿泄浊之法，给予肾衰泄浊汤合温脾汤，其中肾衰泄浊汤寒温并投，补泄兼施，下不伤正，补不滞邪，具有温肾泄浊、化瘀生新之功效，同时配合温脾汤加减内服。患者初诊时面色萎黄，爪甲色淡，属于中医之血虚证，不宜攻伐太过，故温脾汤中去芒硝防止泻下之力太过，去人参改用党参同时加入桃仁、红花、马鞭草、猪苓。该方以附子配大黄为君，用附子之大辛大热温壮脾阳，解散寒凝，配大黄泻下已成之冷积；干姜温中助阳，助附子温中散寒，为臣药；人参、当归益气养血，使"下不伤正"，桃仁、红花通用以活血化瘀通络，重用猪苓入肾、膀胱经以利水渗湿，马鞭草清热解毒同时可配合猪苓加强利水消肿作用，以上诸药共为佐药；甘草既助党参益气，又可调和诸药为使；诸药合用，具有温补脾阳、攻下冷积之功效。该患者肿甚，体内水湿之邪尤甚，水为阴邪，配合使用温脾汤可健脾利水、温化水饮促进水湿消散，同时两方中均加入通腑泄浊之大黄，可泻浊毒、破积滞、化瘀血，使湿毒从肠道而出，从而起到迅速攻逐水饮又不伤正之目的。二诊时，患者服用上述中药后复查血肌酐 422.3μmol/L，较前略有下降，且浮肿有所消退，故继投前方以肾衰泄浊汤合温脾汤加减，但患者大便次数过多且质稀，故减少温脾汤中大黄用量，并且桃仁本身具有润肠通便的功效，故而去桃仁改用丹参以行活血、祛瘀之功效，患者浮肿仍盛，故而上方中加入大腹皮以加强行气利水之功效，大腹皮本身行气作用缓和，在利水的同时可以不损伤人体正气，尤其适宜此类体虚明显者。三诊时，患者浮肿较前无明显消退，仍诉感腰酸、乏力，畏寒，纳差，口干，大便色黄质稀，每日 4～5 次，复查血肌酐 501.8μmol/L。患者服用上述药物治疗后浮肿无明显消退，且复查血肌酐有轻度升高，故停用温脾汤，予以肾衰泄浊汤合实脾饮加减内服。《医宗金鉴》有云："实脾饮，治中焦阳虚不能蒸化，水渍于中，外泛作肿。"实脾饮具有培土温中，胜寒湿之功效。本方在实脾饮基础上去厚朴改用枳壳以加强理气宽中、消胀除满之功效；去茯苓改用猪苓，具有育阴利水之功效；方中加入海螵蛸（乌贼骨）入肾经，取其收敛、固精之功效；同时加入浙贝母以清热化痰，全方具有温阳健脾、行气利水之功效，对于该患者脾肾阳虚、水湿内停证当能奏效。四诊时，患者服用上述药物治疗约 1 周后，浮肿较前明显消退，继服上方 1 个月后前来复诊，自觉仍感腰酸、口干，畏寒、乏力较前好转，饮食睡眠较前改善，同时复查血肌酐 320.5μmol/L。此时患者水肿基本消散，血肌酐指标平稳，总体来看病情稳定。患者目前之主要矛盾已由开始的脾肾阳虚、体内水湿之邪泛滥转化为脾肾亏虚，同时痰浊、痰瘀互结为主的情况。此外，患者原发疾病为淀粉样变性，从病机上来分析，此类疾病多为痰作祟，鉴于此，给予桃红四物汤合二陈汤加减内服治疗。桃红四物汤以祛瘀为核心，辅以养血、行气，二陈汤为祛痰剂，具有燥湿化痰，理气和中之功效，两方合用能有效治疗患者痰浊、痰瘀互结之情况。方中在桃红四物汤基础上去熟地防止滋腻碍脾，赤白芍同用可入血分，加强清热之力；在二陈汤基础上将茯苓改为土茯苓加强燥湿解毒之功效，同时方中加瓜蒌皮加强祛痰力量，加枳壳、青皮、桔梗以行气，气行则血行，加强活血散瘀之力。此后患者长期以桃红四物汤合二陈汤随证加减内服，病情一度稳定，复查血肌酐持续稳定在300μmol/L左右，平素偶有轻度浮肿，经控制饮水量及饮食调护后均可自行消退。

【传承心得体会】

　　本案是一例特殊类型慢性肾衰病，慢性肾衰病因复杂，临床上各种肾脏疾病到后期均可发展为慢性肾衰。本案中患者经过肾活检明确诊断为肾淀粉样变性，属于继发性肾脏疾病中的一种，此类疾病在临床中较为少见。淀粉样变性患者体内可大量生成淀粉样物质并随着血液流窜全身沉积在脏器或组织中，导致多器官受累，临床表现形式多样，淀粉样变性合并肾脏损害后一般多出现蛋白尿、肾功能损害等表现。该患者初诊时明显表现为体内大量水湿之邪积聚，同时患者血清肌酐、尿素氮等指标升高，提示体内毒邪较甚，此时治疗的重心应当集中力量祛除患者体内过甚的"湿、毒"之邪。故而初诊、二诊、三诊均以温补脾阳的同时辅以利水、渗湿、解毒之治疗方法，待患者病情稳定，体内水湿之邪基本祛除之后再针对患者原发病的痰浊、痰瘀互结的基本病机进行治疗。该患者的治疗过程符合"中医急则治其标，缓则治其本"的思路，同时与皮师多年来所提倡的慢性肾衰"间者并行、甚者独行"治疗思路相吻合。其中"间者并行"是指治疗病势较缓者应当采取标本兼治的方法，"甚者独行"是指对于病势危重者，应当根据患者具体情况加以权衡，或治标、或治本，以求治疗之精专，增强疗效。另外，慢性肾病由于病程长，病情复杂，临床上表现多是多脏器的虚损，或者是气血精液俱损，临床治疗一般采用扶正祛邪的基本原则，但因患者病情错综复杂，处方用药的很难以面面俱到，为了提高患者临床疗效，在治疗时可采用交替疗法，即本案中患者使用肾衰泄浊汤合他方交替服用，在补虚的同时配合驱邪之法，对于患者来说避免了单用一方药所导致的药味过多及药力分散，在治疗时往往可以起到比较好的疗效。此案中的淀粉样变性临床发病较少，从淀粉样物质生成及沉淀的特点来说，应当符合"痰证"特点，临床上对于此类病情复杂，表现形式多样的疾病也有"百病多由痰作祟"的观点，经过对本案的治疗我们发现，从痰浊、痰瘀来进行辨证论治具有很好的疗效，值得推广。

（薛松　整理）

第六节 慢性肾衰竭案（六）

黄某，男，64岁，退休职工。2021年11月15日就诊，立冬节气。主因"反复乏力10年余，加重5月"来我院就诊。现病史：患者10年前无明显诱因出现反复下肢浮肿，患者自觉乏力，尿中泡沫多，无其他不适症状，当时在外院检查发现肾功能异常，血肌酐150μmol/L，服用中药及尿毒清治疗数月后自行停用，此后未重视，未按时复查。2021年6月患者自觉乏力感较前明显，伴尿中泡沫多，无浮肿，至外院检查尿蛋白3+，血肌酐223μmol/L，外院予以金水宝、尿毒清口服治疗。2021年11月14日患者复查尿蛋白（+++），血肌酐271.7μmol/L，遂来我院就诊。患者既往高血压病史20年余，长期服用氨氯地平降压治疗，平素血压控制尚可。现症见：精神倦怠，自觉乏力感明显，活动后尤甚，伴腰酸、腰痛，口干，颜面及下肢无浮肿，胃纳一般，自觉进食后有饱胀感，晨起痰多，夜寐欠佳，不易入睡，夜间多梦，大便日行一次，大便黏腻不爽，尿量正常，尿中泡沫多。舌质淡暗，苔黄腻，中有裂纹，脉弦滑。中医诊断：慢性肾衰病（脾肾气虚，痰热蕴结证）。治法：清热化痰、化瘀泄浊。中药处方：①肾衰泄浊汤45袋，每袋150mL，每2日3袋，交替服用；②三仁温胆汤加减，具体药物：杏仁10g、白豆蔻10g（后下）、薏苡仁30g、黄芩10g、法半夏10g、竹茹10g、枳壳10g、土茯苓10g、甘草6g、青皮15g、陈皮15g、丹参15g、泽兰15g、鱼腥草30g、瓦楞子15g、丝瓜络10g、三七粉6g（合药冲服），15剂（水煎服，日1剂，分两次温服，交替服用）。中药每日早、中、晚三餐后半小时各服一次，以上两方交替服用。复方丹参滴丸口服5盒，每次10丸，每日3次，长期服用。医嘱：低盐低脂优质低蛋白饮食，注意预防外感，忌辛辣刺激发物，下次复诊前复查尿常规、肾功能+电解质。

二诊（2021年12月16日）：患者诉1周前出现下肢踝关节肿痛，未予特殊处理，症状逐渐改善，现自觉后腰部酸胀感明显，食欲较前好转，夜间睡眠尚可，易惊醒多梦，晨起自觉感口苦，舌淡暗，苔薄黄，有裂纹，脉沉细。复查尿蛋白2+，血肌酐256.4μmol/L，尿酸502μmol/L。中药处方：①肾衰泄浊汤45袋，每袋150mL，每2日3袋，交替服用；②继守上2号方，15剂（水煎服，交替服用）；③葛根地肤子汤加减，葛根30g，地肤子20g，猪苓15g，土茯苓30g，桂枝10g，白术10g，泽泻15g，党参10g，乌贼骨24g，茜草6g，丹参15g，泽兰15g，三七粉6g（合药冲服），水煎服，交替服用。中药每日早、中、晚三餐后半小时各服1次，肾衰泄浊汤与②③两方交替服用。医嘱同前。

三诊（2022年1月14日）：患者仍诉腰酸，腰痛，自觉感畏寒，手足欠温，无口干、口苦，食纳尚可，大便日行1次，大便不成形，浮肿较前稍有减退，尿量正常，尿色淡黄，尿中泡沫多，舌暗红，苔白腻，舌中有裂纹，脉沉细。复查肾功能示血肌酐259.0μmol/L，尿酸442μmol/L，尿蛋白2+，尿微量蛋白1562.2mg/L。中药处方：①肾衰泄浊汤90袋，每袋150mL，每2日3袋，交替服用；②继续上2号方，11剂（水煎服，交替服用）；③安肾聚精汤加减，党参15g，黄芪30g，丹参15g，五味子6g，芡实30g，鸟不宿30g，桑螵蛸10g，海螵蛸10g，红花6g，覆盆子30g，菟丝子30g，三七粉6g（合药冲服），12剂（水煎服），交替服用。中药每日早、中、晚三餐后半小时各服1次，肾衰泄浊汤与②③两方交替服用。医嘱同前。

四诊（2022年3月4日）：患者4天前吹风后出现鼻塞，恶寒，无鼻涕，无咳嗽，无痰，无发热，现上述外感症状已缓解，自觉仍感腰酸，腰痛，乏力感明显，晨起自觉感口干，不欲饮水，无口苦，食欲一般，夜寐较前好转，入睡可，易醒，夜梦较前减少，大便每日1次，不成形，尿量正常，尿中泡沫多，夜尿1～2次，舌质淡暗，苔白稍腻，舌中无裂纹，脉沉细。复查肾功能示血肌酐247.3μmol/L，尿酸495μmol/L，尿蛋白（+），尿微量蛋白662.9mg/L。中药处方：①肾衰泄浊汤90袋，每袋150mL，每日2袋，早晚餐后半小时服用；②继续上2号方，11剂（水煎服，隔日1剂，交替服用，于中餐后半小时温服）；③继续 2021 年 12 月 16 日所用 3 号方，12 剂（水煎服，隔日 1 剂，交替服用，于中餐后半小时温服）。②③两方交替服用。医嘱同前。

五诊（2022 年 4 月 29 日）：患者自诉稍有乏力感，活动后感腰酸，晨起自觉伴有头昏感，无恶心、呕吐，无口干、口苦，睡眠较前改善，夜间易醒，常有夜梦，无梦中惊醒，大便日行一次，成形，尿量正常，尿中仍有少许泡沫，较前有减少，舌质淡暗，苔薄，脉沉细。复查血肌酐 124.7μmol/L，尿蛋白（±）。处方：①肾衰泄浊汤 90 袋，每袋 150mL，每日 2 袋，早晚餐后半小时服用；②继续上 2 号方；③继守前 3 号方，12 剂（水煎服，隔日 1 剂，交替服用，于中餐后半小时温服）。②③两方交替服用）。医嘱同前。

六诊（2022 年 7 月 4 日）：患者诉感腰酸，乏力，晨起自觉口干，无口苦，食欲睡眠较前有明显改善，大便日行 1 次，成形，尿量正常，尿中仍有少许泡沫，舌质淡暗，苔薄，脉细。复查血肌酐 144.1μmol/L，尿蛋白（±）。处方：①肾衰泄浊汤 90 袋，每袋 150mL，每日 2 袋，早晚餐后半小时服用；②继续 2022 年 4 月 29 日所用②号方，15 剂（水煎服，隔日 1 剂，交替服用，于中餐后半小时温服）；③继续前③号方，15 剂（水煎服，隔日 1 剂，交替服用，于中餐后半小时温服）。②③两方交替服用。医嘱同前，嘱患者继续药物治疗，定期随访。

【师徒评案】

学生："微型癥积"是如何形成及治疗思路如何？

老师：本案患者起病隐匿，病程长，发病时已经出现肾功能损害，且患者未能重视病情，随着病程延长，肾脏损害不断加重，来我院就诊时肾功能损害较重，慢性肾衰病诊断明确，病机上也符合慢性肾衰"虚、湿、瘀、毒"之基本特征。中医辨证属"脾肾气虚、痰热内结"证，针对患者病机特点，初诊时我给予肾衰泄浊汤合三仁温胆汤加减治疗，一方面可起到通腑泄浊、化瘀生新之功效，另一方面兼顾了患者痰热内生、气机不畅的临床特点，同时配合丹参、三七等，药物活血化瘀通络药物起到改善肾小球内纤维组织增生，改善肾脏局部微循环的作用，即中医的"微型癥积"证。二诊时患者出现痛风，患者脾、肾亏虚，聚湿生痰，痰湿凝滞于血脉之中，气血运行不畅而发病，治疗上改用春泽汤加减以健脾、固肾、利湿为主，同时继续服用肾衰泄浊汤治疗。三诊时正值寒冬腊月，患者自觉畏寒明显，手足欠温，这是因为慢性肾衰肾气不足，日久气损及阳，出现肾阳虚标表现，故而此次复诊改用肾衰泄浊汤合安肾聚精汤加减内服，起到益气温阳之功效，此与中医之天人相应治疗相吻合。四诊时气候渐暖，患者继续服用肾衰泄浊汤合春泽汤治疗，连服1个半月后。五诊时复查血肌酐124.7μmol/L、尿蛋白（±），此时各症状较前均有明显改善，效不更。六诊时患者血肌酐较前轻度波动，病情持续好转，嘱患者继续前方治疗，定期随访。

【传承心得体会】

慢性肾衰根据临床表现可归纳到"水肿""虚劳""溺毒""癃闭""关格"等范畴，病位在脾肾，病程普遍较长，病势多缠绵难愈，疾病发展中"虚、湿、瘀、毒"共同构成慢性肾衰四大病理机制，且相互影响，互为因果。针对慢性肾衰的病机特点，皮师在临床治疗中多采用交替疗法，同时根据患者正虚邪实的程度不同而采取补虚、泄浊交替进行的方案。本案中患者自始至终坚持服用肾衰泄浊汤以起到通腑泄浊、化瘀生新之作用，同时根据患者不同阶段，痰热、痰浊、瘀血、阳虚等邪正盛衰的不同分别给予相应的扶正祛邪治疗方案，待患者正气渐复之时，逐渐加大肾衰泄浊汤用量，加强泄浊解毒之力。另外一方面，患者病程在10年以上，西医学认为随肾病病程延长，肾小球可逐渐出现纤维组织增生、微血栓，导致肾小球纤维化，最终出现肾小球废弃，即中医理论之"微型癥积"，故常在辨证论治的基础上加用丹参、丹七软胶囊等活血化瘀通络的药物配合治疗，往往疗效显著。

（薛松 整理）

第七节　慢性肾衰竭案（七）

刘某，男，53岁，企业管理人员。2021年2月21日，雨水节气。主因反复腰酸、乏力半年余前来就诊。现病史：患者半年前体检发现肾功能异常，当时血肌酐152μmol/L，尿蛋白（＋），患者未曾重视，近半年来反复出现腰酸、乏力感。2021年2月19日患者复查尿蛋白（＋＋），血肌酐164.4μmol/L。平时嗜烟酒，多食肥甘，既往有高血脂病史3年余，长期服用降脂药，否认肾脏病、高血压、糖尿病等病史。现症见：体型偏胖，自觉乏力，活动后明显，劳累后自觉腰酸、腰胀，背部皮肤有瘙痒感，双手指关节酸胀，午后下肢脚趾、踝部发胀，晨起活动后常有胸部闷痛感，持续数分钟，休息可自行缓解，颜面无浮肿，无自汗盗汗，无口干、口苦，食欲尚可，睡眠欠佳，不易入睡，睡后易醒且难以再次入睡，夜间多梦，大便每日2次，色黄，成形，尿量正常，尿中泡沫多，夜尿1次，舌暗红，苔黄腻，脉弦。中医诊断：慢性肾衰病、胸痹。中医辨证：脾肾气虚，痰瘀内结证。治法：健脾益肾、泄浊祛痰。中药处方：①肾衰泄浊汤60袋，每袋150mL，每日2袋，早、晚餐后半小时服用；②小陷胸汤合三仁温胆汤加减，法半夏10g，黄连6g，瓜蒌30g，杏仁10g，白豆蔻10g（后下），薏苡仁30g，竹茹10g，枳壳10g，土茯苓10g，甘草6g，青皮15g，陈皮15g，丹参15g，泽兰15g，鱼腥草30g，瓦楞子15g，丝瓜络10g，三七粉6g（合药冲服），7剂，水煎服，交替服用；③安肾聚精汤加减，党参15g，黄芪30g，丹参15g，五倍子6g，芡实30g，鸟不宿30g，桑螵蛸10g，海螵蛸10g，红花、覆盆子30g，菟丝子30g，泽兰15g，葛根30g，五味子6g，三七粉6g（合药冲服），8剂（水煎服，交替服用）。中药每日早、中、晚三餐后半小时各服一次，肾衰泄浊汤与②③两方交替服用。复方丹参滴丸，每次10丸，口服，每日3次，长期服用。医嘱：低盐低脂优质低蛋白饮食，适当运动，忌食肥甘厚腻及辛辣刺激发物。

二诊（2021年3月24日）：患者仍诉感乏力，背部瘙痒，腰背酸痛及胸部闷痛感缓解，晨起自觉感口苦，无口干，双手指关节酸胀，食欲尚可，睡眠较前好转，大便日1～2次，色黄质软，尿量正常，尿中泡沫多，舌质暗红，苔黄腻，脉弦数。复查尿蛋白（++），血肌酐152.5μmol/L。中药处方：①肾衰泄浊汤80袋，每袋150mL，每日2袋，交替服用；②继续前②号方，10剂（水煎服，交替服用）；③参苓白术汤加减，党参15g，土茯苓30g，白术10g，芡实30g，陈皮10g，莲须10g，炙甘草6g，山药10g，砂仁6g（后下），薏苡仁15g，桔梗10g，金樱子30g，佩兰10g，10剂（水煎服，交替服用）。中药每日早、中、晚三餐后半小时各服1次，肾衰泄浊汤与②③两方交替服用。医嘱同前。

三诊（2021年4月28日）：患者精神可，自诉双手指关节酸胀不适，晨起自觉有头部昏沉感，乏力，易疲劳，活动后疲劳感明显，伴腰部酸痛感，无胸闷、胸痛，无口干、口苦，食欲睡眠尚可，大便每日1～2次，色黄质软，尿量正常，尿色偏黄，尿中泡沫多，舌质暗红，苔黄腻，脉弦数。复查尿蛋白（+），血肌酐145.1μmol/L。中药处方：①肾衰泄浊汤60袋，每袋150mL，每日2袋，交替服用；②三仁降浊汤加减，具体药物：杏仁10g，白豆蔻10g（后下），薏苡仁30g，法半夏10g，淡竹叶10g，通草6g，茜草6g，乌贼骨24g，青皮15g，陈皮15g，当归20g，川芎20g，制何首乌30g，土茯苓30g，鱼腥草30g，威灵仙30g，三七粉6g（合药冲服），7剂（水煎服，交替服用）；③继续前三号方加丹参15g，8剂（水煎服，交替服用）。中药每日早、中、晚三餐后半小时各服1次，肾衰泄浊汤与②③两方交替服用。医嘱同前。

四诊（2021年5月30日）：患者自诉精神倦怠、乏力，口干不欲饮，无口苦，晨起时伴有头部昏沉感及双手指关节、足趾关节酸胀不适，食欲睡眠尚可，大便溏，日2～3次，尿量正常，尿中泡沫多，夜尿1～2次。舌质暗红，苔黄腻，脉弦数。复查尿蛋白（+），血肌酐131.3μmol/L。处方：①肾衰泄浊汤60袋，每袋150mL，每日2袋，交替服用；②继续前②号方，7剂（水煎服，交替服用）；③三仁七味白术散加减，杏仁10g，白豆蔻10g

（后下），薏苡仁 30g，党参 15g，白术 10g，炙甘草 6g，土茯苓 30g，广木香 10g（后下），葛根 30g，藿香 10g，半边莲 30g，8 剂（水煎服，交替服用）。中药每日早、中、晚三餐后半小时各服 1 次，肾衰泄浊汤与②③两方交替服用。医嘱同前。

五诊（2021 年 7 月 4 日）：患者精神改善，自诉头昏、乏力较前好转，晨起双手指关节、足趾关节酸胀不适感减轻，食欲睡眠尚可，大便日 1～2 次，色黄质软，尿量正常，夜尿 1～2 次。舌质暗红，苔白腻，脉弦滑。复查尿蛋白（+），血肌酐 104.1μmol/L。处方：①肾衰泄浊汤 60 袋，每袋 150mL，每日 2 袋，交替服用；②继续前②号方，15 剂（水煎服，交替服用）；③继续前三号方加覆盆子 30g，菟丝子 30g，8 剂（水煎服，交替服用）中药每日早、中、晚三餐后半小时各服 1 次，肾衰泄浊汤与②③两方交替服用。嘱患者继续服用本方随访治疗，半年内复查血肌酐、尿素氮均在正常范围内波动。

【师徒评案】

学生：本案病情复杂，虚实并见，如何做到"扶正不敛邪，祛邪不伤正"？

老师：本案患者就诊时临床表现为乏力、腰酸、关节酸胀、胸前闷痛，综合患者舌脉，辩证为脾肾气虚，痰瘀内结证。患者肾病日久，久病必虚，且以脾肾虚损为主，脾肾亏虚，聚湿生痰，痰湿凝滞于血脉之中，气血运行不畅，进而可导致瘀血内生，痰瘀互结则可痹阻心脉导致出现胸闷、胸痛，日久还可出现化热之象，故当前治疗应以祛邪为主。其一初诊时选用小陷胸汤合三仁温胆汤加减，小陷胸汤具有清热化痰、宽胸散结之功效，可用于痰热互结之结胸证，配合三仁温胆汤以和胃化痰，理气降逆，两方合用可有效清除患者体内痰浊湿热之邪，另在原方基础上加三七粉冲服加强活血化瘀通络之力；其二，予肾衰泄浊汤以通腑泄浊、化瘀生新，方中补泄兼施，对于虚实夹杂之证可起到扶正祛邪之功效；其三，针对患者脾肾亏虚之证，选用安肾聚精汤加减内服以益气化瘀、固肾填精，并在原方基础上加三七粉、红花、泽兰活血散瘀，加菟丝子温肾，加覆盆子、五味子收敛涩精。二诊时患者腰背酸痛及胸部闷痛感均有缓解，但乏力感仍无改善，故继续上述治疗思路，维持①号、②号方不变，③号方改用参苓白术汤加减治疗以加强补益脾肾之力。三诊时患者胸部闷痛症状消失，其体内痰热之邪已经基本祛除，故改用三仁降浊汤加减以清腑降浊，畅中行气，化瘀通络，余方不变。四诊时值孟夏时节，南方多梅雨，此时患者自觉倦怠、乏力，口干不欲饮，晨起头有昏沉感，伴关节酸胀，属于湿邪困阻中焦之症，故停参苓白术汤改用七味白术散，全方融补、运、升、降为一体，补而不滞，针对脾运不足，容易耗伤阴液的特点，起到标本兼顾的治疗效果。五诊时患者已无脾虚湿困之象，故在上方基础上加覆盆子酸敛涩精，加菟丝子温阳补肾，脾肾双补。经过上述治疗后，患者症状较前均有明显缓解，血肌酐值亦稳定在较低水平，提示患者病情稳定，继续随访复诊即可。

【传承心得体会】

本案患者发现时已合并肾功能损害，慢性肾衰临床表现不尽相同，大多数慢性肾衰竭患者临床表现并不明显，而一旦出现较明显的不适症状时可能已经进入到尿毒症期或者慢性肾衰竭终末期阶段，此时再来进行治疗已是沉疴难起，收效甚微。故而皮师平时在临床上常向患者宣教：一旦出现泡沫尿、乏力应当高度重视，及时排查肾脏疾病。该患者体型偏胖，平时嗜烟酒，多食肥甘，临床合并高脂血症，平时已经服用降脂药物。高血脂可引起动脉硬化，导致各种心血管并发症的出现，同时还可导致肾小球局灶、节段性硬化。研究显示，低密度脂蛋白升高可刺激肾小球内血管收缩，导致肾脏血流动力学发生改变，进一步加重肾脏病情。高血脂在中医理论中称为"膏脂"，为津液中较为稠浊的部分，生理状态下可转化为人体的精微物质，进而输布全身，滋养五脏，但若脾运失常则可导致体内津液代谢异常，精化为浊，痰浊内聚，形成膏脂，浊脂沉积于血府，可导致脉络痹阻，进而引起多种疾病。皮师认为，肾脏疾病合并高脂血症的治疗应当紧紧围绕"湿浊""痰浊""瘀血"三大病理产物来进行辨证论治，治疗当以调理脾肾为本，以化痰泄浊、活血祛瘀为标，标本兼顾，补泻兼施。除此之外，合理的饮食及生活调护亦是本病防治的重要部分。

（薛松　整理）

第八节　慢性肾衰竭案（八）

　　洪某，男，49 岁，公司职员。2022 年 3 月 2 日就诊，雨水节气。主因"反复乏力半年余，血肌酐升高 1 月余"前来就诊。现病史：患者半年前自觉常有乏力感但未重视，2022 年 2 月单位体检发现血肌酐 253.2μmol/L，尿酸 472μmol/L，尿素氮 12.2mmol/L，尿蛋白（++），故来就诊。既往有糖尿病病史 6 年，平素规律降糖治疗，现使用门冬胰岛素 30 单位治疗，自诉平时血糖控制尚可。现症见：全身乏力，活动后尤甚，无其他不适症状，食欲、睡眠尚可，大便稍结，小便量正常，尿色深，泡沫多，夜尿 2～3 次，舌红，苔黄腻，脉滑数。中医诊断：慢性肾衰病。中医辨证：脾肾亏虚、浊毒内蕴证。治法：通腑泄浊、化瘀生新。中药处方：肾衰泄浊汤（生黄芪 30g，生大黄 15g，巴戟天 20g，蒲公英 15g，槐花 10g，生牡蛎 30g 等）60 袋，150mL/ 袋，每日 2 袋，早晚餐后半小时服用。复方丹参滴丸口服 5 盒，每次 10 丸，每日 3 次，长期服用。医嘱：低盐低脂优质低蛋白饮食，少食多餐，适当运动，忌辛辣刺激发物。

　　二诊（2022 年 3 月 29 日）：患者服用上述药物治疗后自诉乏力感较前有改善，余无不适，食欲睡眠正常，大便色黄质偏稀，每天 2～3 次，小便量正常，夜尿 1～2 次，色深黄，泡沫多，舌质红，苔薄黄，脉滑。复查尿蛋白（++），血肌酐 208.0μmol/L。中药处方：继续予肾衰泄浊汤治疗，服用方法同前。

　　三诊（2022 年 4 月 28 日）：患者自诉精神可，自觉无不适，饮食睡眠正常，大便色黄质稀不成形，每天 2～3 次，小便量正常，色淡黄，尿中泡沫多，夜尿 2～3 次，舌质红，苔薄，脉滑。复查尿蛋白（+），血肌酐 165.7μmol/L。中药处方：继续予肾衰泄浊汤加三七粉 6g（合药冲服），服用方法同前。

　　四诊（2022 年 5 月 30 日）：患者自诉劳累后稍有乏力感，无其他不适，食欲睡眠尚可，二便如常，舌质红，苔薄黄，脉滑。复查尿蛋白（＋），血肌酐149.5μmol/L。中药处方：继续予前方治疗，嘱患者注意休息。

五诊（2022年7月4日）：患者诉无不适感，食欲睡眠正常，二便如常，舌质红，苔薄，脉滑。复查尿蛋白（＋），血肌酐149.2μmol/L。中药处方：继续予前方治疗。嘱患者定期随访治疗。

【师徒评案】

学生：如何理解"蠲毒应贯穿于慢性肾病治疗始终"这句话？

老师：本案为中年男性患者，体检发现血肌酐、尿蛋白异常，属于慢性肾衰病范畴。慢性肾衰病位多责之脾、肾两脏，脾肾亏虚则其分清降浊功能丧失，进而导致湿浊、尿毒停留于机体内，一方面可影响体内正气恢复，另一方面则可不断加速患者脏腑、气血、精液的损耗，导致病情逐渐加重。而湿浊、尿毒的产生源于肾络瘀阻，肾脏气化功能受损，又可进一步加重体内尿毒之邪的潴留，故而及时地清除和排泄慢性肾衰患者体内的湿浊、尿毒之邪，从而平衡脏腑阴阳显得尤其重要，故泄毒应贯穿慢性肾衰治疗之始终。该患者无明显不适症状，从病机上来分析，应当以脾肾亏虚为本，尿毒、瘀血为标，临床治疗选择肾衰泄浊汤口服治疗，全方寒温并投，补泄兼施，下不伤正，补不滞邪，具有通腑泄浊、化瘀生新之功效，临证还可配伍复方丹参滴丸口服或三七粉冲服以加强活血化瘀通络之力。经过上述治疗后患者血肌酐逐渐稳定，尿蛋白减少，但慢性肾衰患者病情复杂，治疗绝非一朝一夕之功，应当定期复查、随访，坚持治疗才能固复肾气，起到延缓肾功能损害的目的。

【传承心得体会】

慢性肾衰可由多种肾脏疾病发展而来，亦可由高血压、糖尿病等慢性疾病出现肾脏靶器官损害发展而来。本案患者既往有糖尿病病史多年，无肾脏病病史，体检发现肾功能损害，无法进一步行肾活检明确诊断，结合临床考虑为继发性糖尿病肾病可能性大。糖尿病肾病是糖尿病常见的微血管并发症之一，本病的发生与慢性高血糖引起的糖脂代谢紊乱有关，进而引起肾脏血流动力学改变等一系列反应，最终出现肾功能损害。目前西医治疗多以控制血糖、减轻蛋白尿、延缓肾功能衰竭为主。皮师认为，糖尿病肾病的中医病机归纳起来主要有阴虚燥热、湿热蕴遏、脾肾亏虚、瘀毒（浊）内滞这四点，可针对性地予以滋阴润燥、清热化湿、健脾益肾、化瘀泄浊等治法。临床上对于糖尿病肾病应当以预防为先，针对糖尿病高危人群应该加强糖尿病教育，对糖尿病患者则应定期监测尿微量蛋白、肾功能等指标，早期发现并控制有效糖尿病肾病预后相对较好；其次，糖尿病肾病治疗上应当注重补脾，以固下脱之阴津，养脾阴以化枯竭之津液；最后，络脉瘀阻是糖尿病肾病的重要病机，且存在于疾病的各个阶段，可因虚致瘀、因湿致瘀、因燥致瘀，另外，糖尿病肾病患者往往多伴有高脂血症、高黏血症及微循环障碍等情况，与中医学中的血瘀证相互吻合，故活血化瘀法的应用需要贯穿治疗始终。现代药理学研究显示，活血化瘀类药物可扩张肾脏微血管，增加肾脏血流量，进而促进肾脏病理组织的修复。

（薛松　整理）

第九节　慢性肾脏病案（一）

熊某，女,51岁，汉，职员。2014年5月9日就诊。立夏节气。主因乏力伴腰酸痛2年，加重半年。现病史：患者2年前面色萎黄伴头晕乏力、腰背酸痛，在当地医院就诊，查肾功能：尿素氮9.7mmol/L，血肌酐147μmol/L，尿酸405μmol/L；血常规：血红蛋白74g/L，诊断为"慢性肾脏病3期，肾性贫血"，未予治疗。半年来病情加重，遂来门诊就诊。刻下症见：头晕，疲乏无力，面色萎黄，手足寒，自汗，劳累后腰酸，纳可，寐一般，大便每日1～2次，夜尿2～3次。舌质淡，苔白厚，脉弦滑。既往有慢性肾炎病史5年余，既往诊治不规律。西医诊断：慢性肾脏病3期；肾性贫血。中医辨证：肾衰病（脾肾阳虚，湿浊内蕴）。治法：祛湿泄浊，活血解毒。处方：①肾衰泄浊汤30袋，每袋150mL，每日1次；三七粉每次1.5g，每日2次；复方丹参滴丸5盒，每次10丸，每日3次；归脾丸每次10丸，每日3次；

②三仁化裁汤加减，杏仁 10g，白豆蔻 10g（后下），薏苡仁 30g，当归 20g，川芎 20g，乌贼骨 24g，茜草 6g，鱼腥草 30g，威灵仙 30g，乌药 30g，青皮 15g，陈皮 15g，土茯苓 30g，丹参 15g，泽兰 15g，21 剂（隔日一剂，水煎服，分两次温服）。医嘱：清淡饮食，避免辛辣刺激，慎起居，免劳累，畅情志。复查血常规、肾功能。

二诊（2014 年 6 月 25 日）：患者仍头晕乏力，易疲劳，畏寒，腰背酸痛，双下肢关节酸痛，偶有心慌，口干，纳寐可，夜尿 3 次，尿不尽，大便每日 2～3 次，量少，舌质暗红，苔白。辅助检查：尿素氮 8.7mmol/L，血肌酐 117μmol/L，尿酸 359μmol/L；血红蛋白 79g/L。处方：守一诊①②方。③芪桂八珍汤：当归 10g，川芎 10g，熟地黄 10g，白芍 10g，党参 15g，白术 10g，炙甘草 6g，土茯苓 30g，黄芪 30，肉桂 3g，各 15 剂，②与③两方交替，（隔日一剂，水煎服，分两次温服）。医嘱：同前。

三诊（2014 年 8 月 25 日）：患者腰酸痛，口干无口苦，纳可寐可，大便日 3～4 次，质软成形，量少，夜尿 3～4 次，舌质淡苔白脉沉细。辅助检查：尿酸 365μmol/L；尿蛋白（±）。处方：守①②方。③三仁一贯煎加减。具体药物：杏仁 10g，白豆蔻 10g（后下），薏苡仁 30g，北沙参 15g，枸杞子 15g，麦冬 10g，当归 10g，鸡骨草 30g，茵陈 30g，白花蛇舌草 30g，各 15 剂，②与③两方交替（隔日一剂，水煎服，分两次温服）。医嘱同前。

四诊（2014 年 9 月 17 日）：患者右腰酸痛，口干无口苦，乏力改善，精神欠佳，畏寒，大便次数增多，纳可，易醒，舌质淡，苔白厚，脉细滑。辅助检查：血红蛋白 83g/L。尿常规：(-)。处方：守①方，易归脾丸为地榆升白片每次 4 片，每日 3 次。守三诊②③方。各 7 剂，②与③两方交替，隔日一剂，水煎服，分两次温服。医嘱同前。

五诊（2014 年 10 月 30 日）：患者畏寒，手足凉，头晕，胃痛，眼睛干涩，纳可，寐平，夜尿 3 次，大便日 2 次，成形，舌质淡暗，苔白腻脉弦。辅助检查：尿素 8.9mmol/L，尿酸 429μmol/L；血红蛋白 94g/L。处方：守四诊①②方。③三仁四逆汤加减。杏仁 10g，白豆蔻 10g（后下），薏苡仁 30g，柴胡 10g，枳实 10g，赤芍 10g，白芍 10g，炙甘草 6g，鸡骨草 30g，茵陈

30g，郁金 10g，香附 10g，各 10 剂，②与③两方交替（隔日一剂，水煎服，分两次温服）。医嘱同前。

六诊（2014 年 12 月 24 日）：患者畏寒肢冷，胃脘部胀痛，精神可，口干无口苦，小便白日正常，夜尿 3 次，大便每日 1～2 次，量少，偏稀，舌质暗，苔白腻，脉细弦。辅助检查：血肌酐 122μmol/L，尿素氮 7.2mmol/L，尿酸 378μmol/L；血红蛋白 104g/L。处方：守①方。处方二：三仁化裁汤加石苇 30g，28 剂（隔日一剂，水煎服，分两次温服）。医嘱同前。

……

十诊（2015 年 8 月 17 日）：患者神志清，精神可，无胃痛，无明显头晕，食纳可，夜寐可，大便每日 1 次，小便夜尿 2～3 次，舌质淡红，苔薄白，脉细滑。

患者病情基本稳定，尿蛋白持续阴性，血红蛋白维持在 100g/L 上下，患者仍怕冷畏寒，后予桂附地黄丸和归脾丸巩固维持，随访 10 个月，期间尿检尿蛋白均为阴性，2015 年 10 月 17 日复查血常规：血红蛋白 98g/L。肾功能：尿素氮 6.4mmol/L，血肌酐 113μmol/L，尿酸 367μmol/L。

【师徒评案】

学生： 如何理解"祛邪即所以扶正"这句话？

老师： 本案慢性肾脏病由慢性肾炎发展而来，初始患者未予正规合理治疗，病情逐渐演变进展。患者起病即见脾肾亏虚之象，脾虚则水湿转输无力，不能升清，肾虚则开合不当，不能泌浊；中阳不振，行血无力，肾阳不充，命门火衰，终致水湿、瘀血凝聚内蕴成湿浊、瘀毒；然脾胃虚衰则气血生化乏源，五脏六腑、四肢百骸无以滋养。肾虚则封藏不及，精不能生髓，髓无以生精，则精血不能相生，终致血虚发生。精血的虚损亦加重脾肾的亏虚。本案"湿浊瘀毒壅盛的"标实突出，"脾肾精血亏虚的"本虚是为根本。遂拟"三仁肾衰泄浊方案"，先予泄浊化瘀解毒，所谓"邪去则正复"，泄浊解毒贯穿于疾病始终。二诊湿浊之象缓解，脾肾阳虚证明显，注重扶正，予芪桂八珍汤补气健脾养血、益肾填精生髓，少佐肉桂补火助阳、引火归原、温经散寒，少火生气，加强补气养血之功。乙癸肝肾同源，肝藏血，肾藏精，精能生血，血可化精，精血之间互相滋生、互相转化，补血当肝肾同治，三诊予三仁一贯煎加减滋养肝肾、补血养阴，血得以复。四诊患者症状及检查指标有所好转，效不更方，守方继进。五诊时可见患者邪实已清，唯肝胃不和之胃痛、阳郁厥逆证之郁热之象明显，调整"三仁一贯煎"为"三仁四逆汤"加减，加鸡骨草、茵陈、郁金、香附行气疏肝理脾，透邪解郁止痛，虽重在调理肝脾，然肝肾同源，脾肾为先后天之本，肝气条达，脾气健运，则肾气充沛，肝脾肾三脏功能得复，气血生化有源。六诊时患者血象恢复较快，并守法微调整，服用至十诊，期间多次小便化验正常。本案治疗过程中抓住疾病的主要矛盾，针对慢性肾衰病、肾性贫血的病因病机分别予以辨证论治，予以恰当的脾胃肾调理善后，最终邪去正复，疾病向愈。

【传承心得体会】

肾性贫血的形成与脾肾亏虚密切相关，属于本虚标实证，以本虚为主。皮师临床上十分重视发病诱因对于肾性贫血发生与发展的影响。不可见虚就补，当治病求本，分析疾病不同阶段的主次矛盾，且不可猛投温阳补气养血之品，防耗伤阴血，滋腻碍邪，须审证求因，辨证施治，合理把握药物剂量，方可药到病除。

（吴敏　整理）

第十节　慢性肾脏病案（二）

杨某，女，63岁，汉，退休。2018年6月6日就诊。芒种节气。主因"间断双下肢浮肿1年，加重3个月。"来诊。现病史：患者1年前间断双下肢水肿1年，于当地医院就诊，诊断为"肾炎"，当时查肾功能：尿素氮11.44mmol/L，血肌酐108μmol/L，尿酸457.7μmol/L。尿常规：尿蛋白（++）。服用百令胶囊后未见明显好转，3个月前双下肢水肿加重转来求治。现症：双下肢浮肿，有紧绷感，夜间加重，形寒，纳一般，寐安，夜尿3次，小便可见大量泡沫，大便正常，舌质暗，苔白，脉滑。既往有慢性肾炎、高血压、糖尿病等病史。西医诊断：慢性肾脏病 3 期。中医辨证：慢性肾衰（脾肾阳虚，瘀浊内蕴证）。治法：温阳泄浊，合营化湿。处方：①肾衰泄浊汤 45 袋（2 日 3 次），每袋 150mL；复方丹参滴丸，5 盒（10 粒 / 次，每日 3 次）；②三仁化裁汤：杏仁 10g，白豆蔻 10g（后下），薏苡仁 30g，当归 20g，川芎 20g，通草 6g，淡竹叶 10g，乌贼骨 24g，茜草 6g，法半夏 10g，鱼腥草 30g，威灵仙 30g，制首乌 30g，青皮 15g，陈皮 15g，土茯苓 30g，田七粉 3g（冲服），15 剂（隔日 1 剂，水煎服，分两次温服）。医嘱：避风，谨防外感；低盐饮食，忌食大蒜、辣椒等辛辣刺激发物；卧床休息，免劳累；复查尿常规、肾功能。

二诊（2018 年 7 月 5 日）：服上方后双下肢浮肿减轻，体寒渐消，偶头昏，纳可，寐欠安，夜尿 3 次，大便正常，舌质暗红，苔黄，脉浮。血压 102 /64mmHg。尿常规：尿素氮 8.66mmol/L，血肌酐 97.1μmol/L，尿酸 340μmol/L。尿常规：尿蛋白（++）。处方：①②守方，15 剂（隔日 1 剂，水煎服，分两次温服）。医嘱同前。

三诊（2018 年 9 月 5 日）：服上方后患者双下肢浮肿基本缓解，觉头晕，口干口苦，纳寐可，夜尿 2 ～ 3 次，小便泡沫多，大便正常，舌质暗红苔白腻脉沉弦。复查肾功能：尿素氮 7.89mmol/L，血肌酐 94.12μmol/L，尿酸 328.6μmol/L。处方：①②守方，三仁化裁汤加丹参 15g，泽兰 15g，30 剂（隔日 1 剂，水煎服，分两次温服）。医嘱同前。

四诊（2018 年 11 月 1 日）：患者无水肿，仍觉头晕，较前减轻，右侧腰痛，腹泻，肠鸣，纳可，入睡困难，小便量多，舌质红苔白，脉沉弦。肾功能：尿素氮 6.06mmol/L，血肌酐 80.52μmol/L，尿酸 432.9μmol/L；尿蛋白（+）。处方：肾衰泄浊汤 60 袋（1 袋 / 次，2 日 3 次）；复方丹参滴丸，7 盒（10 粒 / 次，每日 3 次）；守一诊②方，30 剂（隔日 1 剂，水煎服，分两次温服）。医嘱同前。

五诊（2018 年 12 月 29 日）：患者无水肿，头晕减轻，诉右髋部酸痛，劳累后加重，纳寐可，夜尿 2 ～ 3 次，大便偏稀，舌质紫，苔白腻，脉沉。复查：尿酸：402.8μmol/L，余正常。尿蛋白:（－）。处方：①肾衰泄浊汤 60

袋（1袋/次，每日1次）；复方丹参滴丸，10盒（10粒/次，每日3次）。②守一诊②方，30剂。③四骨地黄汤加减：骨碎补15g，寻骨风15g，补骨脂15g，白马骨30g，熟地黄15g，山药15g，山茱萸15g，泽泻10g，丹皮10g，茯苓30g，泽兰15g，丹参15g，续断30g，杜仲15g，30剂（②与③方交替，隔日1剂，水煎服，分两次温服）。医嘱同前。

六诊至八诊（2019年3月15日至2019年7月24日）：患者病情稳定，无明显不适，尿蛋白持续阴性，肾功能正常。继续予肾衰泄浊汤、复方丹参滴丸、四骨地黄汤巩固维持。后因患者使用中药不方便，改知柏地黄丸与参苓白术散颗粒替代中药汤剂。随访1年，期间每月尿检，尿蛋白均为阴性，未再次出现水肿及不适，予停药观察。

【师徒评案】

学生：本案中如何体现"间者并行，甚者独行"原则？

老师：慢性肾衰病属于中医学中的"水肿""虚损""溺毒""关格""癃闭"等范畴。慢性肾衰病是各种慢性肾脏病迁延不愈而致，临床上以代谢产物和毒素潴留，水、电解质和酸碱平衡紊乱以及某些内分泌功能障碍为主要表现。本病的发生发展由于脾肾亏虚，不能正常分清泌浊，导致水湿、湿毒等邪实病理产物蓄积内停。然虚、湿、毒皆可致瘀，气虚血不行为瘀；阳虚血不温，凝滞为瘀；阴虚血液涸着为瘀；血虚而不濡、不滑利为瘀。瘀血阻滞，致三焦水道不利，则水肿顽固难愈。血瘀贯穿于慢性肾衰发生发展的全过程。本案患者年逾花甲，脾阳、肾元已虚，加之久病伤正，脾肾衰败，气化无力，脾虚则运化无权，无力升清，水湿下注，肾虚则封藏失司，精微不固，清浊不分，当升不升，当降不降，当藏不藏，当泄不泄，精液不摄而漏出，水浊不泄而滞留，故而产生湿毒之邪；水湿、浊毒内停壅滞，反扰气机，气机不畅则血行涩滞而成瘀。正如《诸病源候论》云："水病无不由脾肾虚所为，脾肾虚则水妄行，盈溢皮肤而令周身肿满。"慢性肾衰病情复杂多变，经久不愈，处方用药颇棘手，既不可单纯扶正，也不可一味攻邪，必须兼顾多脏多腑，驱邪与扶正并行。对于此，单纯的汤药制剂已不能满足病情的需要。临床中综合治疗尤为重要，我主张多途径治疗与治法交替论；力推"间者并行，甚者独行"治疗原则。据正虚邪实采用补泄交替，扶正祛邪；或敛散交替，摄精散邪；或养阴与温阳交替，平衡阴阳；或补脾益肾交替，调整脏腑及升降交替，疏利气机等。依据病情演变及临床表现，本案乃属脾肾亏虚为本，浊毒内停为标，本虚标实，虚实夹杂。治当标本兼顾，泄浊解毒于始终，合营化瘀贯全程。方拟三仁化裁汤祛湿化浊，畅中行气同时配伍丹参滴丸、田七粉化瘀通络，肾衰泄浊汤通俯泄浊，化瘀生新。方中杏仁辛开宣利上焦肺气，气行则湿化；白豆蔻芳香化湿，行气宽中，畅中焦之脾气；薏苡仁甘淡性寒，渗湿利水以健脾，使湿热从下焦而去。三仁合用，宣上、畅中、渗下，三焦分消，是为君药；通草、竹叶、鱼腥草甘寒淡渗，加强君药清热利湿之功；法半夏、土茯苓、陈皮燥湿化痰、解毒除湿、和胃降逆，取二陈汤之意；茜草、乌贼骨合为"四乌贼骨一芦茹丸"，走血分，为治疗血枯经方，乌贼骨味咸走血分，具有收敛止血、固精止带等作用，茜草凉血清热，活血化瘀，组方一散一收，补中寓通，血水同治，通涩并用。再以当归、川芎、何首乌、田七粉活血行气，补肾填精，润肠通便，辅以青皮疏肝破气，补而不滞，攻补兼施。且方中川芎行气升清阳，二陈和中降浊阴，一升一降，使气机畅，湿浊化，瘀毒去，新血生。肾衰泄浊汤为院内制剂，适用于早、中期慢性肾衰患者，治以通腑泄浊，化瘀生新。方中生大黄苦寒，归胃与大肠经，清湿热、泻浊毒、破积滞、化瘀血，使浊毒从大便排，配伍蒲公英解毒利尿，槐花清瘀热，生牡蛎软坚除湿，使水湿有路而出，则瘀浊自清，标证得解；方中重用生黄芪补气升阳，利尿消肿，巴戟天补益脾肾，助阳化气。全方寒温并投，补泻兼施，标本同治，且补不滞邪，下不伤正。现代药理学研究表明大黄能刺激肠道促进排便，降低肠道对氨基酸的吸收以减少尿素氮的生成。牡蛎可吸附肠道毒素，排出体外，助降低血肌酐，且有收敛作用，可兼制大黄攻下峻猛，使泻而不猛；牡蛎富含碳酸钙，可以降低血磷，提高血钙，辅助纠正电解质紊乱。同时蒲公英抗炎灭菌，抑制肠道细菌繁殖，降低肠道毒素。

二诊时患者水肿明显减轻，体寒大减，效如桴鼓，继守原方。三诊患者水肿基本全消，三焦气机疏利，唯留血（水）瘀难去，调整处方为三仁化裁汤加丹参，泽兰各 15g，利水化瘀，水瘀并治，血水分消。四诊时患者无水肿，肾功能恢复正常，尿蛋白由 2+ 转为 1+，疗效显著，建议患者继续服药巩固以防复发。五诊时患者水肿未再发，右髋部酸痛，考虑标实基本已解，肾元仍虚，一方不变，二方易为四骨地黄汤加减，方中六味地黄汤滋阴补肾填精，骨碎补、寻骨风、补骨脂、白马骨、续断、杜仲补益温阳，固精缩尿、涩精止遗以制精微（蛋白尿）漏泄。五诊服药后，蛋白尿转阴。因长期服用汤剂不便，遂改为金匮肾气丸合参苓白术散颗粒调补脾胃以巩固之。

【传承心得体会】

本案是一例慢性肾脏病 3 期患者，在外院治疗 1 年后效果不佳，病情反复，始终难以控制。皮师临床上十分重视病因病机，学术上主张"循古拓今，师宗不泥古，博采众长，古为今用，洋为中用，致力于发挥"。总结出慢性肾脏疾病证治"五论"：一是慢性肾病以"脾肾为本"论；二是慢性肾病病机"虚、湿、瘀、毒"论；三是多途径治疗与治法交替论，力推"间者并行，甚者独行"原则，主张补泄交替，敛散交替，补脾益肾交替等；四是方药择用参考"中药与方剂药理"论，谨守中药"药性理论"与方剂功效主治原则，参考现代药理与应用实验检测指标等；五是善后调理"重视脾胃"论，慢性病症顾护脾胃于临证施治之始终。标本同治，补泻兼顾，终得良效。

（吴敏　整理）

第十一节　慢性肾脏病案（三）

万某，男，44 岁，汉，职员。2015 年 4 月 13 日就诊。清明节气。诉头晕 4 年余。现病史：患者 4 年前因头晕至当地医院就诊，诊断为高血压，间断口服马来酸依那普利，血压控制欠佳。2014 年 4 月 8 日于南昌大学第一附属医院就诊查：尿素氮 7.3mmol/L，血肌酐 270.2μmol/L。肾脏彩超示双肾体积缩小，结构欠清晰，皮质回声增强；右肾囊肿。尿常规：尿蛋白（++），改硝苯地平控释片降压，黄葵胶囊降尿蛋白等治疗，为求中西医结合诊治特来求诊。刻下：患者全身酸痛，腰背部酸胀，久站时加重，纳可，入睡困难，夜尿3次，小便色黄，有泡沫，大便日1次，偏稀，舌质红，苔黄腻，脉沉细。西医诊断：慢性肾脏病3期。中医辨证：慢性肾衰（脾肾阳虚，瘀浊内蕴证）。治法：祛湿泄浊，活血解毒。处方：①肾衰泄浊汤，60袋（1袋/次，每日2次）；三七粉30g（每次1.5g，每日2次）；复方丹参滴丸，5盒（10粒/次，每日3次）。②三仁温胆汤；杏仁10g，白豆蔻10g（后下），薏苡仁30g，法半夏10g，竹茹10g，枳壳10g，土茯苓30g，青皮15g，陈皮15g，甘草6g，丝瓜络10g，瓦楞子15g，丹参15g，泽兰15g，15剂，（隔日1剂，水煎服，分两次温服）。医嘱：避风寒，谨防外感，低盐饮食，忌食大蒜、辣椒等辛辣刺激发物；卧床休息，避免劳累、熬夜；定期复查尿常规、肾功能。

二诊（2015年6月8日）：患者自觉容易疲劳，全身酸痛大减，仍腰酸，纳可，寐安，大便每日1次成形，小便正常，夜尿2次，有泡沫，舌质暗苔黄，脉弦数。辅助检查：血肌酐261.2μmol/L；尿蛋白（++）。处方：①肾衰泄浊汤，60袋（1袋/次，每日2次）。②易三仁温胆汤为三仁化裁汤：杏仁10g，白豆蔻10g（后下），薏苡仁30g，当归20g，川芎20g，通草6g，淡竹叶10g，乌贼骨24g，茜草6g，法半夏10，鱼腥草30g，制首乌30g，青皮15g，陈皮15g，土茯苓30g，丹参15g，泽兰15g，威灵仙30g，14剂（隔日1剂，水煎服，分两次温服）。医嘱同前。

三诊（2015年7月6日）：患者服药后精神好转，无明显不适，纳可，寐安，大便每日1次，成形，小便正常，夜尿2次，有泡沫，舌质暗苔黄，脉弦数。辅助检查：尿素氮7.6mmol/L，血肌酐195μmol/L；尿蛋白（++）。处方：①肾衰泄浊汤，60袋（1袋/次，每日2次）。②守二诊②方，14剂。③三仁温胆汤：杏仁10g，白豆蔻10g（后下），薏苡仁30g，法半夏10g，竹茹10g，枳壳10g，土茯苓30g，青皮15g，陈皮15g，甘草6g，丝瓜络10g，瓦楞子15g，丹参15g，泽兰15g，14剂（②与③两方交替，隔日1剂，水煎服，分两次温服）。医嘱同前。

四诊（2015 年 9 月 7 日）：患者精神好转，大便每日一次，质干，纳可，寐安，夜尿 2 次，有泡沫。舌质红苔白，脉弦细。辅助检查：尿素氮 8.9mmol/L，血肌酐 178μmol/L，尿酸 440μmol/L；尿蛋白（++）。处方同三诊。

五诊（2015 年 10 月 21 日）：患者无明显不适，纳可，寐安，大便每日一次，成形，小便调。舌质红，苔黄，脉沉细。辅助检查：尿素氮 6.26mmol/L，肌酐 185μmol/L，尿酸 288.3μmol/L；尿蛋白（++）。处方守三诊①方，二诊②方。三诊③方加佩兰 10g。

六诊（2015 年 11 月 18 日）：患者精神可，纳可，寐安，大便每日 1 次，质干，无夜尿。舌质红，苔黄腻，脉弦。辅助检查：尿素氮 10.63mmol/L，血肌酐 232μmol/L；尿蛋白（++）。处方守三诊①方，二诊②方。③方易三仁温胆汤为三仁丹黄汤：杏仁 10g，白豆蔻 10g（后下），薏苡仁 30g，丹参 15g，泽兰 15g，大黄 10g，桃仁 10g，川芎 10g，红花 5g，7 剂（②③方交替，隔日一剂，水煎服，分两次温服）。医嘱同前。

七诊（2015 年 12 月 16 日）：患者无明显不适，纳寐可，大便调，夜尿 1 次，舌质红，苔微黄，脉沉弱。辅助检查：尿素氮 9.13mmol/L，血肌酐 238μmol/L，尿酸 389μmol/L。尿蛋白（+）。处方同六诊。

八诊（2016 年 1 月 18 日）：无明显不适，纳寐可，大便调，夜尿 1 次，舌质红，苔微黄，脉沉弱。辅助检查：尿素氮 7.45mmol/L，血肌酐 214μmol/L，尿酸 369.5μmol/L；尿蛋白：弱（+）。方药同七诊。

后在两方基础上根据病情变化稍做调整，调治半年余，定期复查肾功能一直较稳定，血肌酐波动于 180～210μmol/L；未继续上升，尿蛋白在（－）～（±）之间，病情稳定。

【师徒评案】

学生：慢性肾病治疗中如何理解"治本宜缓"及"治标宜急"？

老师：通过多年临床经验，我们总结出："虚、湿、瘀、毒"是慢性肾脏病的中医四大基本病机，四大因素相互影响，互为因果，病性概属本虚标实，本虚是指脾肾阴阳气血虚衰且以阳虚、气虚为要，标实则属水湿、痰浊、湿热、瘀血等毒邪蕴结，相互为患，临床呈现出一派虚实并见、寒热错杂之复杂征象。然慢性肾脏病患者本虚标实，久病缠绵，迁延难愈，临证需标本兼顾，可补虚并非一朝一夕所能达到，缓缓调补，渐渐振复，即所谓"治本宜缓"。而湿、毒、瘀邪不同程度浸淫，且病邪日渐加重，易造成三焦气机逆乱，阴阳乖戾危及生命，当及时解毒祛邪缓解危殆，即"治标当急"。本案患者起病隐匿，发现时肾功能已中度损害，诊断为慢性肾脏病 3 期。本病辨以脾肾亏虚为本，湿浊、瘀血内蕴为标，宜采用温阳泄浊、祛湿化瘀之法。方选三仁温胆汤和胃化痰，理气降逆，同时配合丹参、三七粉等化瘀通络；肾衰泄浊汤泻浊解毒，祛邪扶正，防治毒邪伤正。二诊时患者全身酸痛缓解，夜尿减至每晚 2 次，大便性状恢复，舌苔黄腻改善，属痰浊之邪大减之象，但三焦气化不利，气机升降失调，脾虚肾衰，分清泌浊功能下降，予三仁化裁汤清腑泄浊，畅中行气，化瘀通络，辅以丹参、泽兰化瘀利水。三诊患者气机调畅，精神好转，无全身酸痛，予三仁温胆汤交替以理气化湿泄浊巩固之。四诊后诸症皆除，血肌酐下降，效不更方，四诊、五诊予守法继续巩固。然患者因病情明显改善而放松，期间应酬数次，劳逸失度，六诊时患者虽无明显不适，然血肌酐反弹，蛋白尿（++）。顽固性蛋白尿，尤以"血瘀"作怪，瘀血阻滞肾络，血供缺失，肾脏功能衰竭，此治当以活血化瘀为主，采用三仁丹黄汤行气化瘀，然三焦气机顺畅，则气血运行条达。七诊、八诊继守原方化瘀解毒并行，患者蛋白尿降至弱阳性。本案中泄浊解毒化瘀贯穿疾病始终，标本兼治，邪去正自复，疗效显著。

【传承心得体会】

慢性肾脏病病机复杂，症状多样，且病程冗长，容易反复。典型的慢性肾脏病临床上以多种代谢障碍和毒性代谢产物蓄积所产生的各种系统症状为主要表现，并伴肾功能异常。皮师认为瘀血和浊毒是慢性肾脏病发生发展的关键病机，若解决血瘀和浊毒问题，至少可以延缓肾脏衰竭、恶化的进程；稳定病情，推迟进入血液透析、腹膜透析的时间，从而改善和提高患者生活质量。皮师主张在中医辨证基础上，结合现代药理学择用方药，高效使用"拿来主义"，不仅有较确切的针对性及靶点作用，可改善某些实验指标和病理特征，更能合理规避某些药物的肾毒性及不良反应。可准确治疗慢性肾脏病，提高中医药临床疗效。

（吴敏 整理）

第二章　肾病综合征

第一节　难治性肾病综合征（一）

李某，男，44岁，职员，2017年4月5日初诊。清明节气。患者于2015年2月出现双下肢水肿，在某医院查24小时尿蛋白定量4.56g，血浆白蛋白19g/L，血清总胆固醇10.30mmol/L。经肾穿刺检查后，诊断为"肾病综合征，膜性肾病2期"，予足量激素治疗，并予双嘧达莫片抗血小板聚集、辛伐他汀滴丸调脂、奥美拉唑肠溶片护胃、碳酸钙D3片预防骨质疏松等支持对症治疗。激素规律治疗并达疗程后，患者双下肢水肿仍反复，尿蛋白波动在（++）～（+++）。此次就诊时症见：神志清，精神欠佳，双下肢凹陷性水肿，形体消瘦，气短乏力，腰膝酸软，纳差，脘腹满闷，小便有大量泡沫，大便偏稀，舌淡，苔薄腻，左尺脉偏沉细无力，右关脉偏滑。辅助检查：尿蛋白（+++），血浆白蛋白20g/L，血清总胆固醇8.89mmol/L。西医诊断为"肾病综合征，膜性肾病2期"，中医诊断：水肿，脾肾气虚，湿瘀互结证，治法以健脾益肾、利湿化瘀为关键，方以参苓白术散化裁。具体方药：黄芪30g，党参15g，茯苓30g，白术10g，芡实30g，陈皮10g，莲须15g，山药10g，金樱子30g，薏苡仁15g，砂仁6g（后下），桔梗10g，玉米须30g，丹参15g，炙甘草6g。28剂（水煎服，每日1剂，分两次温服）。合用中成药五子衍宗丸，5盒（15粒/次，每日2次）。

二诊（2017 年 5 月 7 日）：患者双下肢水肿已消，腰膝酸软、乏力减轻，纳食好转，小便泡沫减少，舌淡红，苔白腻，脉沉细。尿蛋白（++）；血浆白蛋白 23g/L，血清总胆固醇 8.82mmol/L。患者因正气不足，平素易感冒，加之近日天气反常，故在原方的基础上加用玉屏风散，用汤代散以固护卫气。黄芪 30g，党参 15g，茯苓 15g，白术 15g，芡实 30g，陈皮 10g，莲须 15g，山药 10g，金樱子 30g，薏苡仁 15g，砂仁 6g（后下），桔梗 10g，丹参 15g，防风 10g，荆芥 10g，炙甘草 6g。30 剂（水煎服，每日 1 剂，分两次温服）。

三诊（2017 年 6 月 9 日）：患者无腰酸乏力，纳食尚可，小便泡沫明显减少，大便正常。舌淡红，苔薄白，脉沉。查尿蛋白提示弱阳性；血浆白蛋白 28g/L，血清总胆固醇 5.47mmol/L。患者诉服用二诊方药 15 剂左右后，小便泡沫减少，服用 10 剂过后小便泡沫明显减少，抵抗力较以前增强，气温下降明显时未出现感冒，嘱患者守二诊方再服 30 剂，以巩固疗效。

四诊（2017 年 7 月 7 日）：患者泡沫尿已消，余症状均未再出现。查尿蛋白示（−）；血浆白蛋白 35g/L，血清总胆固醇 5.28mmol/L。患者诉服用三诊方药 3 剂后已无泡沫尿，且纳食较以前明显好转，舌淡红，苔薄白，脉沉有力。嘱患者守三诊方再服 60 剂，后以参苓白术散颗粒合五子衍宗丸继续调治 3 个月，巩固治疗。

【师徒评案】

学生： 参苓白术散本为中焦病所用药，如何运用于治疗肾病综合征？

老师： 根据难治性肾病综合征的临床表现特点，此病多归属于中医"水肿"的范畴。此患者初诊时主以脾肾气虚证候为甚，实验室检查表现为大量蛋白尿，中医将蛋白视为精微物质，脾气虚则健运失司，升降失调，精微不升反下注；肾主封藏，肾气虚则精微下流，脾肾气虚故致大量精微外泄，产生大量蛋白尿；气不化水，土不制水，故出现肿势漫延。中药处方以参苓白术散化裁，参苓白术散出自宋代《太平惠民和剂局方》，方中方药有人参、茯苓、白术、山药、莲子肉、白扁豆、薏苡仁、砂仁、桔梗、炙甘草，功用益气健脾、渗湿止泻。古方主要将参苓白术散运用于脾虚泻泄证、肺虚喘咳证。古方参苓白术散主要从肺脾论治，运用古方新用的思维将参苓白术散化裁，方中加入金樱子、芡实等入肾之品，主要从肺脾肾论治，临床常辨证应用于难治性肾病综合征。此案患者初诊本虚主要表现为脾肾气虚，还兼夹湿、夹瘀等标实证候，此等标实之邪正是使患者蛋白尿缠绵多年不消的重要原因，故在化裁的参苓白术散中加入大剂量玉米须利尿消肿，丹参活血化瘀，合用中成药五子衍宗丸补肾填精，与参苓白术散汤剂合用以奏脾肾双补之疗效。二诊时，患者水肿已消，泡沫尿渐少，故减玉米须。考虑患者平素易感冒，故加玉屏风散。三诊时，患者泡沫尿明显减少，且抵御外邪之力明显增强，可见二诊之方收到奇效，故效不更方，继服前方巩固。四诊时，患者泡沫尿已消，尿蛋白（－）；血浆白蛋白、血清总胆固醇在正常范围，且纳食较前明显增加，患者久病，正气不足，久病必损伐脾肾，先后天皆失养，非两三日就可药到病除，需久治方可见效，故以中成药参苓白术散、五子衍宗丸调补肺脾肾善后。

【传承心得体会】

难治性肾病综合征是指符合肾病综合征的临床诊断，在激素规范治疗后病情不能缓解，或频繁复发、或激素依赖的疾病。皮师认为此案患者正规服用激素治疗后，尿蛋白仍不能消退，已属难治性肾病综合征。大多医者治疗难治性肾病综合征都是从脾肾论治，且以治肾为主，方药多以六味地黄丸、济生肾气丸之类加减，皮师则从肺脾肾论治，且重在治脾肺。运用古方新用的思维，对古方参苓白术散进行化裁。皮师认为肾脏疾病患者需控制豆类及豆制品等粗蛋白的摄入，故一则将原方中的白扁豆易芡实，另外芡实入脾肾经，既能健脾，还能益肾固精。二则将莲子易莲须，因莲须甘温而涩，固涩力度较莲子大。三则皮师认为肾病综合征多存在血瘀之证，并且血液黏稠度增高，故临床上多加用活血化瘀之药，即使未见明显血瘀之证，仍可使用活血化瘀之品，不必拘泥。后期方中加用玉屏风散，此则原因有二：一则玉屏风散能益气固表，抵御外邪侵袭。二则因水肿疾患，易受风邪等侵扰，盖因"水无风则平静而澄，遇风则波起浊犯"，方中风药能胜湿，可减轻水肿并减少此病的复发性。皮师治疗难治性肾病综合征从肺脾肾论治的可能性正是抓住脾肾两虚为其发病的内因，风邪引动为此病复发的诱因，运用参苓白术散化裁起到增效减毒的功效，减少因激素撤减时的反跳现象及停用激素的复发现象。

（黄伟　整理）

第二节　肾病综合征（一）

简某，男，11 岁，学生，2021 年 9 月 27 日初诊。主因"间断泡沫尿 2 年，再发 1 周余"来诊。现病史：2 年前无明显诱因出现泡沫尿，伴双下肢浮肿，在深圳某医院就诊，诊断"肾病综合征"后规律服用足量激素半年后症状和检查结果转阴，2021 年 1 月在江西省某医院行尿常规、尿微量白蛋白等检查未见明显异常。1 周前因受凉感冒，泡沫尿明显，双下肢轻度浮肿，特来我院就诊。2021 年 9 月 22 日尿常规示尿蛋白（+++），酮体（±），隐血（−），红细胞（−），白细胞（−）。刻下症：精神可，感咽痒不适，小便有泡沫，颜色淡黄，尿量少，尿次稍频，时有尿急感，双下肢轻度浮肿；易疲劳，感冒已愈，无恶寒发热，无咳嗽咳痰，无鼻塞流涕，无口苦口干；不欲食，夜寐安。大便 2 日一行，成形，不挂厕；舌红，苔白腻，脉濡稍无力，左尺稍沉。西医诊断：肾病综合征。中医诊断：肾水病（脾肾气虚证）。处方：方①安肾聚精汤：太子参 10g，黄芪 15g，丹参 10g，五味子 6g，芡实 15g，鸟不宿 15g，桑螵蛸 6g，海螵蛸 6g，红花 3g，15 剂。方②参苓白术汤：太子参 10g，土茯苓 15g，白术 6g，芡实 15g，陈皮 10g，山药 10g，炙甘草 3g，莲须 15g，砂仁 3g（后下），薏仁 10g，桔梗 6g，菟丝子 10g，覆盆子 10g，15 剂（日一剂，两方交替，早晚温服）。医嘱：避免剧烈运动，预防感冒，两方交替，早晚煎服，完善尿常规检查。

二诊（2021 年 10 月 27 日）：服上药后症状明显改善，时有腰酸，余无明显不适，双下肢不肿，食欲改善，寐可，无恶寒发热，无口干口苦，小便淡黄，少量泡沫，无夜尿，大便日行 1 次，成形，挂厕，舌淡红，苔淡稍黄，脉平稍数。尿常规：尿蛋白（＋），酮体（－），隐血（＋），白细胞（－）处方：守一诊①方加菟丝子10g，覆盆子10g。守一诊②方加黄芪30g，木瓜30g。

三诊（2021年12月24日）：服上药后小便无明显泡沫，双下肢不肿，近期受凉，声咽哑，流清涕，无恶寒发热，无咳嗽咳痰，纳可，寐浅，小便每日4～6次，颜色淡黄，无夜尿。大便成形，稍挂厕，舌淡红，苔薄白，脉稍浮细无力。尿常规：尿蛋白（－），酮体（－），隐血（－），白细胞（－），红细胞（－）。处方：①守上①方。②守上②方。③玉屏风颗粒（5g×15袋×6盒）每次1袋，每日3次。

四诊（2022年3月4日）：近期无明显不适，音哑、清涕改善，无咳嗽咳痰，无口干口苦，精神可，纳平，寐较前改善，多梦，大便日行1次，成形，不挂厕，小便可，不起夜尿，无泡沫。舌淡红，边有齿痕，苔薄白，脉濡滑。尿常规：尿蛋白（－），酮体（－），隐血（－），白细胞（－）红细胞（－）。尿微量白蛋白：1.4mg/L。处方：①守上①方。②守上②方。③玉屏风颗粒（5g×15袋×6盒）一次1袋，每日3次；缩泉胶囊（60粒×6盒）每次4粒，每日3次。

五诊：无明显不适，精神可，纳平，寐较前改善，大便每日行1～2次，成形，不挂厕，小便平，无泡沫。舌淡红，边有齿痕，苔薄白，脉濡细稍滑。尿常规：尿蛋白（－），酮体（－），隐血（－），白细胞（－）红细胞（－）。尿微量白蛋白：5mg/L。处方：①玉屏风颗粒（5g×15袋×6盒）每次1袋，每日3次；缩泉胶囊（60粒×6盒）每次4粒，每日3次。②黄芪颗粒（4g×24袋×8盒）每次1袋，每日3次；乌灵胶囊（54粒×8盒）每次4粒，每日3次。嘱患者后期定期复查尿常规检查、尿微量白蛋白，继续予玉屏风颗粒配缩泉胶囊、黄芪颗粒配乌灵胶囊四个中成药交替使用预防巩固疗效，检查无异常半年以上，可在医嘱下停药。

【师徒评案】

学生：古方参苓白术散如何化裁运用于治疗肾病综合征？

老师：肾病综合征是多种原因引起的肾脏病理损伤导致的表现为大量蛋白尿、低蛋白血症、高度水肿、高脂血症的临床综合征。根据其临床表现，属于中医学"肾水病"范畴。本病病因病机并不单一，或邪毒内侵，或脏气虚弱，或瘀阻湿蕴。发病主要与肺、脾、肾三脏相关。治疗上，当重视邪盛时祛邪解毒，给邪出路，截断病情发展。病情迁延日久难愈时健脾益肾为关键，不忘化瘀行水贯穿全程。本案患者正规使用激素治疗转阴后，感冒引起病情反复，初诊时小便有泡沫，颜色淡黄，尿量少，尿次稍频，时有尿急感，双下肢轻度浮肿；易疲劳，不欲食；舌红，苔白腻，脉濡稍无力，左尺稍沉。辨证为脾肾气虚证，以健脾益肾、利湿化瘀为治法，治疗选用安肾聚精汤合参苓白术散加减，两方交替服用，相互助长补短，同调肺、脾、肾，虚实兼顾，提高疗效，以达固涩精微之功。安肾聚精汤中党参、黄芪益气健脾固表；五味子、芡实、乌不宿、桑螵蛸、海螵蛸益肾固精；丹参、红花活血祛瘀；莲须甘温而涩，固涩力度较莲子大，正如《本草求真》所云："莲须，甘温而涩，功与莲子略同，但涩性居多。"故将参苓白术散原方中的莲子换为莲须；另又将白扁豆换成芡实，一则考虑肾脏疾病患者需控制豆类制品等粗蛋白的摄入，二则芡实较白扁豆作用范围更广，更贴近临床，可入脾肾两经，健脾又益肾固精。同时重视原方桔梗的妙用，宣利肺气、通调水道，亦能载药上行，培土生金。二诊时患者对药物敏感，病情明显好转，检查指标逐渐转好，强化药物作用，在①方中加菟丝子、覆盆子强化益肾固精之功，在②方中加黄芪、木瓜强化益气助阳、和胃化湿之效。三诊患者素体容易感冒，加用玉屏风颗粒益卫固表，预防感冒。四诊以后患者检查指标正常，病情逐渐稳定，逐渐将水煎汤药换成服用便捷的玉屏风颗粒、缩泉胶囊、黄芪颗粒、乌灵胶囊四味中成药，巩固疗效预防复发，检查无异常半年以上，方可在医嘱下停药。

【传承心得体会】

肾病综合征病情复杂，多同时存在水肿、蛋白尿、高脂血症等症状，单纯一组方难以全面顾及，皮师发扬"间者并行，甚者独行"之意，常开两方，交替给药，使药效专注，提高疗效。皮师强调早期祛邪务必尽，勿延误病情。病情缠绵，久病入络，故治疗时活血化瘀贯穿全程往往可取得更好的疗效。

（李天盛　整理）

第三节　肾病综合征（二）

杨某，女，36岁，公务员。2015年2月10日初诊，主诉：双下肢反复浮肿伴泡沫尿7年余，神疲乏力3月余。患者于7年前因感冒出现全身浮肿，尿少，至当地省级医院就诊，诊断为"肾病综合征"，予以醋酸泼尼松片、黄葵胶囊、百令胶囊、双嘧达莫片等药物治疗，尿蛋白介于（+）到（+++）之间，病情时轻时重，且易于反复。现症见：精神欠佳，双下肢及眼睑中度浮肿，晨起肿甚，神疲乏力，头昏沉，晨起鼻中少量脓涕，口干，纳可，夜尿3～4次，大便稍干，2日一行，多梦，舌质淡红，边有齿痕，苔薄白腻，脉细弦滑，左尺动数。尿常规：尿蛋白（+++）；生化检查：总蛋白51g/L，白蛋白23 g/L，总胆固醇10.10mmol/L。中医诊断：肾水病，考虑脾肾气虚，寒伏少阴化热，治宜健脾培元，透发伏邪，交通阴阳，方选桂枝去芍加麻黄附子细辛汤加味，药用黄芪30g，党参15g，桂枝10g，炙甘草6g，麻黄6g，细辛6g，制附片10g（先煎），雷公藤7g（先煎），芡实30g，茯苓30g，7剂（水煎服，日1剂）。

二诊（2015年2月20日）：药后精神转佳，未见明显浮肿，腰酸胀感较前减轻，活动后仍易汗出，皮肤稍感瘙痒，项背部可见少许红丘疹，纳可，因瘙痒而睡眠欠佳，舌同前，脉细弦滑，右寸弦。尿常规：尿蛋白（±）。守上方去雷公藤、桂枝，加紫金牛50g，肉桂6g（后下），10剂（水煎服，日1剂）。另嘱其用薄荷、艾叶煎水外洗，忌用止痒类药物外擦，避风寒，慎起居。

三诊（2015年3月2日）：药后觉较前疲乏，全身瘙痒感甚，皮肤红丘疹较前增多，余症平，舌淡红，苔薄白腻，脉细滑浊而沉弦。尿常规未见异常。方选麻黄连翘赤小豆汤加味，药用麻黄 15g，连翘 15g，赤小豆 30g，杏仁 10g，炙甘草 6g，乌梢蛇 30g（另煎），制首乌 20g，紫草 20g。10 剂（水煎服，日 1 剂）。

四诊（2015 年 3 月 12 日）：药后 7 天皮疹始破溃，溃后瘙痒感减轻，余症平，唯感疲乏及月经推迟半月余，舌同前，脉细弦涩而散，右脉滑结。尿常规未见异常。方以逍遥散加味，药用当归 10g，赤芍、白芍各 15g，柴胡 10g，白术 10g，茯苓 20g，薄荷 6g（后下），生甘草 6g，川芎 15g，生地黄 20g，五味子 20g，石菖蒲 15g，刺蒺藜 30g。14 剂（水煎服，日 1 剂）。后继续以该方加味、四逆散合四物汤加味交替服用 1 月余，精神好转，月经来潮，尿蛋白（－），复查血生化：总蛋白 57g/L，白蛋白 29g/L，总胆固醇 6.10mmol/L。随诊至 2017 年 11 月份病情稳定，血清白蛋白、胆固醇基本正常，尿蛋白持续阴性。

【师徒评案】

学生：如何理解从"少阴伏邪"论治肾病综合征？

老师：本例患者因感冒后出现大量蛋白尿，病程较长，且诉每每感冒受凉后病情反复，又因长期使用激素，就诊时已是脾肾虚衰，邪气内伏。伏邪既存，正气必攻，故欲祛其邪，必先扶其正，正胜则邪退。因患者就诊时正气已虚，正气虚则补，故一诊时予党参、黄芪扶正，方选麻黄附子细辛汤合桂枝去芍汤加味透发少阴伏邪以治其本；二诊时患者出现红丘疹、皮肤瘙痒乃正气祛邪气外泄，此时切不可见皮治皮，滥用苦寒凉血之品，致使邪气内敛，故以肉桂易桂枝，补助命门之火，以驱散少阴之寒湿；三诊时见患者痒甚，乃伏邪郁于表，予以麻黄连翘赤小豆汤透表达邪；四诊时患者余症平，唯见疲乏及月经不潮，乃是气血聚以攻邪，厥阴不升，血气不荣，冲脉不充，故感疲乏、月经延期，后以逍遥散、小柴胡汤、四物汤等以升厥阴之郁陷，充血之源，少阴癸水得温，厥阴风木畅达，则肾水可愈。

【传承心得体会】

皮师认为目前临床肾病综合征伏邪成因主要有三：第一，感冒反复发作，风寒积于营卫，由表入里，伏于体内。风邪伏内，与外界风淫之邪同气相求，使风邪更易伤人为病，这也是肾病综合征患者往往易于反复感冒，不但缠绵难愈，而且稍有不慎，即会复发的重要原因。第二，表证未罢误用攻下致邪气内陷，如《伤寒论》第134条原文："太阳病，脉浮而动数……表未解也。医反下之，动数变迟，膈内拒痛。胃中空虚，客气动膈，短气烦躁，心中懊憹，阳气内陷，心下因硬，则为结胸，属大陷胸汤证。"临床很多内伤杂病往往均兼有表证，一般无明显症状，只能从脉象识别，若不注意先表后里原则，往往误治。第三，表证未解误用寒凉之药致使邪气内闭不出。如《伤寒论》第141条原文："病在阳，应以汗解之，反以冷水潠之，若灌之，其热被劫不得去，弥更益烦，肉上粟起，意欲饮水，反不渴者，服文蛤散；若不差者，与五苓散。"足少阴之脉，其支者从肾上贯肝膈，入肺中，循喉咙，夹舌本，若外感风寒之邪，既可阻滞少阴经脉，又可循经入里，成为伏邪，故肾病综合征患者往往表现为少阴咽痛或咽痒、口干苦，腰酸、畏寒等上热下寒征象，若无法辨明真寒假热，往往会使用大剂量的金银花、连翘、黄连、黄芩等苦寒药来解除这种假热，虽可暂时控制症状，但邪气进一步内伏，正所谓"见皮治皮永无期"，此类误治临床甚多。其正治首当透发伏邪，正如喻嘉言在《医门法律·痢疾门》中指出："邪陷入里，虽百日之久，仍当引邪由里出表，若但从里去，不死不休。"

（李福生　整理）

第三章 肾 炎

第一节 急性肾小球肾炎案

闻某，女，21岁，汉族。学生。2017年11月16日就诊。立冬节气。主因全身浮肿近1月。现病史：患者于2017年10月21日受凉后出现发热恶寒，最高体温39.8℃，次日晨起出现眼睑及双下肢浮肿，伴尿量减少，2017年10月24日于当地医院行血常规：白细胞11.26×10⁹/L，中性粒细胞比率：84.2%，尿常规：尿白蛋白（++），红细胞（+++），诊断为急性肾小球肾炎，收住入院后予哌拉西林舒巴坦钠注射液抗感染、呋塞米注射液利尿消肿及醋酸泼尼松龙（25mg/日）免疫抑制等支持对症处理后，患者血常规（－）、发热消失，但血尿及蛋白尿改善不明显，自动出院，转来求治。刻下：患者神志清，神疲，恶风少汗，颜面及双下肢浮肿明显，口干舌燥，易烦躁，入夜尤甚，时有咳喘，咳剧时伴有胸闷，食纳欠佳，夜寐不安，眠浅易醒，小便量少色深，大便干结欠畅，舌质红，苔白厚，脉浮弦。查尿常规：尿白蛋白（++），红细胞（++）。

患者既往素体禀赋不足，平素易伤风感冒，慢性咽炎病史。西医诊断：急性肾小球肾炎。中医诊断：风水，太少两感证。治法：疏利少阳，利水消肿。处方：柴苓汤加减。具体药物：柴胡12g，黄芩9g，法半夏10g，炙甘草6g，党参10g，猪苓30g，茯苓30g，泽泻12g，桂枝12g，桑白皮15g，连翘15g，白茅根30g。7剂（水煎服，日1剂，分两次温服）。医嘱：避风，药后不可令大汗淋漓，谨防再次外感；低盐饮食，忌食大蒜辣椒等辛辣刺激发物；复查尿常规。

二诊（2017年11月23日）：服上方3剂后尿量明显增多，24小时尿量最多达3500mL。7剂尽服后全身浮肿明显减退，体重下降5公斤，不恶风，咳嗽气喘不复，仍感腰酸易疲乏，口干舌燥及易烦症状改善不明显，纳可，寐差，大便平，舌质红，舌苔薄黄，脉弦滑细。查尿常规：尿白蛋白（++），红细胞（+）。方药：守上方去桂枝、桑白皮、连翘，加枣皮20g，郁金15g，桑寄生15g，14剂（水煎服，日1剂，分两次温服）。医嘱：同前，复查血常规。

三诊（2017年12月9日）：药后浮肿基本消失，唯感疲乏腰酸，余症平。食纳可，睡眠一般，小便量可，泡沫少，大便平。舌脉基本同前。查尿常规：尿白蛋白（±），红细胞（-）；血常规（-）。现患者太少两感证基本消失，唯先天肾精匮乏所致，调整处方：参芪地黄汤合水陆二仙丹加减。具体方药：党参10g，黄芪20g，仙鹤草30g，生地黄10g，枣皮15g，怀山药10g，泽泻15g，茯苓20g，芡实30g，金樱子30g，菟丝子15g，覆盆子15g，14剂（水煎服，日1剂，分两次温服）。

四诊（2017年12月25日）：药后患者疲乏症状较前减轻，不耐疲乏，余证平，食纳可，睡眠一般，小便量可，泡沫消失，大便同前。舌质淡红，舌体偏大，舌苔薄白，脉弦细。尿常规（-）。建议患者继续守上方服用三个月，巩固疗效后安全撤减激素。后因患者使用中药不方便，改知柏地黄丸与参苓白术散颗粒替代中药汤剂，直至2018年2月5日患者激素撤减完毕，期间4次检查尿检均为阴性。

2018年5月随访患者，除3月14日因外感出现尿蛋白（+），感冒痊愈后自行转阴。期间每两周复查一次尿常规均为阴性，未再次出现水肿及不适，停药观察。

【师徒评案】

学生：如何理解急性肾炎从"太阳、少阴"入手？

老师：急性肾炎多属中医之"风水""皮水"证，究其原因，多因先天禀赋不足，素体肾元亏虚，或频感外邪，禁锢于内，伏而不发，伏邪渐聚，遇诱因引动伏邪，由量变到质变，导致体内阴阳失调，致使外不能御邪，内不能平息伏邪，内外相因，风水相搏，发而为水肿。本案患者禀赋不足，肾元亏虚，平素易伤风感冒，为太阳少阴不足，感冒即发咽炎，肾系络咽喉，咽炎反复发作即是外邪循经蛰伏少阴之源。初起病即有发热恶寒之太阳表证，乃风寒之邪袭表，寒邪束表，卫阳被遏，郁而不达故见恶寒，邪正相争故见发热；太阳经证不解，风邪擅行数变，随经传入太阳之腑，经腑同病，阻碍膀胱气机，以致气化不利，水气不步，内外停聚，发为水肿，为太阳经腑同病。因未及时祛邪外出，予以苦寒药（抗生素）治疗，太阳经证不解，循经传入少阳，合并太阳腑证，故见发热除，水肿不消，口干舌燥，烦闷不寐。依据病情演变及临床表现，乃属少阴不足，太阳少阳并病。肾元亏虚非一日之变，难以速复，病急当先祛邪去其标，方拟柴苓汤加减疏利少阳，利水消肿，加桑白皮泻肺利水消肿，连翘利咽散结以防邪复，白茅根通淋止血。二诊时患者水肿、恶风等太阳证基本消失，少阴本虚之腰酸疲乏证现，加之患者现仍持续接受激素治疗，为制约糖皮质激素药物耗气伤阴，故去桂枝、桑白皮、连翘，加入滋补肝肾之枣皮、桑寄生，佐以疏利少阳；调畅气机之郁金以解少阳之郁。三诊患者少阳之郁得解，三焦疏利，唯留太阴不足之证，调整处方为参芪地黄汤合水陆二仙丹加减，以参芪地黄汤益气养阴，补肾填精；水陆二仙丹合菟丝子、覆盆子固精缩尿、涩精止遗以制精微（蛋白尿）漏泄。四诊时患者尿常规转阴，仍有肾精不足之象，建议患者继续服药以便安全撤减激素，巩固病情以防复发。因患者为学生，不便长期服用汤剂，遂改为知柏地黄丸合参苓白术散颗粒巩固。以知柏地黄丸滋阴补肾，并可防止糖皮质激素药物燥热伤阴，以助后期安全撤减激素；以参苓白术散颗粒调补脾胃，以后天养先天，终获良效。从此案可以看出，患者治疗过程变化迅速，症情复杂，但无论病情如何变化，只要详细诊察，先定何经，而后法随证变，药随方出，此乃是临证关键。因本案患者病程较短，本虚之象尚不危急，切不可眉毛胡子一把抓，将祛邪补虚熔入一炉，若如此，不但致使处方主攻方向不明，且在外邪未祛时，盲目补虚或可导致闭门留寇，贻害无穷！

【传承心得体会】

本案是1例急性肾小球肾炎患者，在传统观念中，很多民众已将中医认为是治疗慢性病的、调理体质的方法，现临床中急性病患者中求治于中医药者少之又少，这与当今环境下西医学的快速发展紧密相关。皮师经常和学生们讲，中医从来不是"慢郎中"，只要辨治准确，选方合理，要做到古人讲的"一剂知，二剂已"不是不可能的。当今环境下中医疗效"欠佳"可能有内外两个因素，外因是急性病患者中求诊中医者少，多是多次辗转于西医院但束手无策后，再来求诊中医药的，即来求诊中医的多是疑难杂症患者；内因就是现代中医药人的不自信，守不住方，把中医药当作辅助治疗手段，逐渐将中医变成中西医，正所谓"心不诚方不灵"。皮师经常告诫学生，作为中医药的传承人，第一步要信中医。现在我们经常会听到一些反对、攻击或谩骂中医的声音，是因为他们对中医不了解。传统文化和中医药文化养育了我们这个民族，如果没有传统中医药，也就不会有我们的存在。第二步，要多使用中医。要多临床，多实践，有临床的实际体会，对中医的感情就会一步一步地加深，最后自然会产生中医的"信念"。第三步，再次回到经典和传承当中去，有了一定的临床体会之后，再回到经典著作当中或者是老师的传承之中，就能理解更多的东西。中医药传承五千年，疗效即是中医药的生命。

（李福生　整理）

第二节　IGA 肾病案（一）

孟某，女，53岁，汉族。职员。2016年9月23日就诊，秋分节气。主因"反复腰酸伴泡沫尿6年，再发伴咽痛3天"来诊。现病史：患者于6年前因劳累后出现腰酸腰胀，休息后症状缓解不明显，于当地医院查尿常规：尿蛋白（+++），红细胞（+++），混合性红细胞。24小时尿蛋白定量：2720 mg，血常规、肝肾功能（－），遂住院进一步完善肾穿刺，肾脏病理诊断为：局灶增生 IGA 肾病。予以醋酸泼尼松片及吗替麦考酚酯胶囊口服抑制免疫、氯沙坦钾片降低球内压、血尿安胶囊止血等支持治疗。6个月后，尿蛋白（±）～（+）、红细胞（+）、24小时尿蛋白定量0.62～1.1g，腰酸症状缓解不明显。后逐步撤减糖皮质激素及吗替麦考酚酯胶囊，至2011年7月停用，继续口服氯沙坦钾片及血尿安胶囊，平素复查尿常规：尿蛋白（+）～（++）、红细胞（+）、24小时尿蛋白定量1.1～2.5g。3天前患者因劳累后出现咽痛、浓茶尿，门诊查尿常规示尿蛋白（+++），红细胞（+++），血肌酐165μmol/L。为求中西医结合证治特来求诊。刻下症：患者神志清，神疲，咽痛咽痒，干咳，入夜咳剧，感神疲乏力，时有头晕，无头痛，腰酸痛，时有下坠感，食纳欠佳，易腹胀反酸，夜寐差，易醒多梦，小便量偏少，呈浓茶色，夜尿2～3次，大便稀软不成型，舌质淡红，舌尖点刺，苔薄白，脉沉细数，寸脉偏浮。血压：95/56mmHg。既往有慢性肠炎病史、口服氯沙坦钾片期间多次出现低血压头晕症状。西医诊断：IGA肾病。中医诊断：石水。中医辨证：脾肾亏虚，风邪外袭。按急则治标、缓则治本的原则，以疏风清热、止咳利咽为法。处方：桑菊饮合升降散加减。具体药物：桑叶9g，菊花10g，杏仁10g，生甘草6g，连翘9g，薄荷6g，桔梗10g，芦根20g，蝉蜕6g，僵蚕12g，大黄3g，白茅根15g，7剂，水煎服（不可久煎，日1剂，分两次温服）。医嘱：避风，中病即止，不可久服；低盐饮食，戒烟酒，忌食大蒜辣椒等辛辣刺激发物；慎起居，免劳累；复查肾功能、电解质、尿常规及泌尿系彩超等检查。

二诊（2016年9月29日）：服上方后患者自觉全身轻快，咽痛明显缓解，小便茶色较前变淡，泡沫减少不明显，夜间咳嗽基本消失，腰膝腰胀缓解不明显，仍感疲乏，食纳一般，夜寐仍差，烦躁感明显减轻，夜尿多，大便每日2～3次，质稀，舌质淡红，舌体偏大，苔白腻，脉沉细无力。血压：88/60mmHg。尿常规：尿蛋白（+++），红细胞（+），非均一性红细胞；肾功能：血肌酐182μmol/L、尿素氮7.8mmol/L、血尿酸382μmol/L；泌尿系彩超示：双肾皮质回声稍增强，内部结构尚清晰。治法：标证即除，缓则治本；以益气化瘀，健脾益肾为法。处方：①安肾聚精汤（自拟方）。具体方药：党参15g，黄芪30g，丹参15g，五倍子6g，芡实20g，鸟不宿30g，桑螵蛸

10g，海螵蛸 10g，红花 6g，14 剂。②三子参苓白术散加减。具体方药：党参 15g，土茯苓 30g，炒白术 10g，芡实 20g，陈皮 10g，莲须 15g，炙甘草 10g，淮山药 20g，砂仁 6g，薏苡仁 20g，桔梗 10g，菟丝子 15g，覆盆子 15g，诃子 10g，续断 20g，14 剂（上两方交替，水煎服，日 1 剂，分两次温服）。医嘱：护理医嘱同前，停氯沙坦钾片；复查尿常规及血肌酐。

三诊（2016 年 10 月 28 日）：药后头晕乏力症状明显缓解，腰酸下坠感减轻，咽痛咽痒消失，小便颜色转清，仍可见大量泡沫，食纳可，睡眠一般，无明显烦躁感，夜尿减少，大便成形，舌质淡红，苔薄，脉沉细。测血压 106/62mmHg，尿常规：尿蛋白（+++），红细胞（+），非均一性红细胞；血肌酐 118μmol/L。处方：守上方①加巴戟天 15g，14 剂。处方二：守上方②去桔梗，加荠菜 30g，14 剂（上两方交替，水煎服，日 1 剂，分两次温服）。医嘱：护理医嘱同前，停氯沙坦钾片；复查尿常规及血肌酐。

四诊（2016 年 11 月 30 日）：药后精神状态较前好转，疲乏感明显好转，偶有腰酸，无腰部下坠感，食纳可，睡眠尚安，小便清长，泡沫稍减少，夜尿 1 次，大便平，舌质淡胖，苔白，脉沉细弦。血压 106/62mmHg，尿常规：尿蛋白（++），红细胞（±），非均一性红细胞；血肌酐 120μmol/L。处方：继守方①、方②，各 14 剂（上两方交替，水煎服，日 1 剂，分两次温服）。

患者五诊至八诊，病情稳定，尿蛋白（+~++），红细胞（-~±），继续守上方服用至 2017 年 6 月 7 日。

九诊（2017 年 6 月 17 日）：患者神志清，精神可，未见明显不适，纳寐可，小便泡沫少，夜尿 0~1 次，大便平，舌质淡红，苔薄白，脉细滑。测血压 102/64mmHg，尿常规：尿蛋白（±），红细胞（-）；尿微量白蛋白：176mg/L；血肌酐 110μmol/L。处方：金匮肾气丸（12 粒，口服，日三次）；参苓白术散（2 袋，冲服，日两次）；田七粉（1.5g，随参苓白术散冲服，日两次）。

以上中成药调治近 1 年，患者病情稳定，2018 年 4 月 17 日复查尿常规：尿蛋白（±），红细胞（-）；尿微量白蛋白：88mg/L；血肌酐 117μmol/L。

【师徒评案】

老师：IgA 肾病之血尿如何从风邪入手论治？

学生： 本病主要因先天禀赋不足，或后天失养，致使肺、脾、肾三脏虚损，正如《诸病源候论》说："虚劳则生七伤六极，气血俱损，肾家偏虚，不能藏精，故精血俱出也。"肺气亏虚，易招致外邪束表，导致宣降失司，百脉不利，血不循经而行，随气下降而发为血尿；脾气不足，气血运行失常，统摄无权，则渗血于溺；肾气亏虚，封藏失司，精血外溢而发为血尿，或肾精亏虚，阴虚火旺，热灼血络，血络受损发为血尿。本案患者病史长达6年之久，久病多虚，结合患者神疲、腰酸及脉沉细知以脾肾亏虚为基础，本次病发因患者外感风邪，外邪入侵常常是IGA肾病患者病情发展、复发及加重的主要因素之一，其中尤以风邪为甚，如《诸病源候论》说："风邪入于少阴，则尿血。"初诊即见本虚标实之象，本着急则治标的原则，以桑菊饮疏风清热；升降散解毒利咽；白茅根通淋止血。二诊时患者外邪已除，唯留神疲乏力、腰酸腰胀等脾肾亏虚之本证，以自拟安肾聚精汤益气化瘀；三子参苓白术散健脾益肾。患者血压偏低，结合患者泌尿系彩超及肾功能升高等实验室检验，不排外血肌酐升高由缺血所致，本案已使用氯沙坦钾片长达5年之久，尿蛋白未见明显减少，故予以停用。三诊时患者虽尿蛋白未见改善，但症状已得初步缓解及血肌酐下降，效不更方，守法继进。四诊时患者诸症及检查趋于好转，并守此法半年，终获良效，为进一步巩固疗效，以中成药参苓白术散、金匮肾气丸调补脾肾善后！

【传承心得体会】

本案患者来诊时已治疗6年有余，患者及其家属均身心俱疲，抱着试一试的心态介入中医药治疗，一诊后患者实验室指标不降反有上升趋势，但患者症状改善明显。皮师认为临证时不必拘泥于一时的指标变化，标实既除，求治于本，本虚难以速复，缓缓图之。皮师认为本案的病机是正虚邪实，此决定了其治疗必然是长期而艰巨的过程。要想取得疗效，就必须要守得住方。若辨证准确，守方得当，方能缓图疗效。本案从二诊至九诊间守基础方不变，倘心无定见，频繁更方则可能功亏一篑。所谓"治外感如将，治内伤如相"。

（李福生　整理）

第三节　IGA 肾病案（二）

　　刘某，男，12 岁，学生，2018 年 12 月 30 日初诊，冬至节气。主因"反复出现肉眼血尿半年，再发伴咽痛 2 天"来诊。现病史：患者于半年前因受凉后出现发热、咳嗽、咽痛，自服"感冒药（具体不详）"3 天后发热、咳嗽消失，唯感咽痛。第 4 日晨起突然出现肉眼血尿，无尿急尿痛及尿道灼热，遂至南昌大学第二附属医院就诊，查血常规：白细胞：13.60×10⁹/L，中性粒细胞比率：87.2%，红细胞：4.35×10⁹/L；尿常规：尿蛋白（++），潜血（+++），红细胞 80～100 个 /HPF，混合性红细胞（一）；肝肾功能（－）；并予以肾穿刺（轻度系膜增生性 IGA）。予哌拉西林舒巴坦钠抗感染、碳酸氢钠注射液碱化尿液及维生素 C 注射液补液支持，治疗两周后咽痛消失、尿色转清，复查血常规（－），尿常规：尿蛋白（+），潜血（+++），红细胞：30～40 个 /HPF，非均一性红细胞。予安排出院带药（肾炎康复片、血尿安胶囊及厄贝沙坦片等），门诊治疗，平素复查尿常规：尿蛋白（±）或（+），潜血（++）或（+++），红细胞 20～30 个 /HPF，24 小时尿蛋白定量 400～830mg/L，且每每因咽痛发作就伴见肉眼血尿。2 天前患者不慎淋雨后出现发热、咽痛、肉眼血尿，为求中西结合诊治，特来我院门诊求治。刻下症：患者神志清，精神尚可，咽喉肿痛，口干舌燥，入夜后伴有低热，汗出欠畅，感腰膝酸软，食纳欠佳，夜卧不宁，大便少，小便赤红，量少，舌质红，苔薄少，脉弦细偏数。血常规：（－）；尿常规：尿蛋白（+），潜血（+++），红细胞满视野个 /HPF，非均一性红细胞；血压：104/66mmHg。既往情况：患儿早产史；既往扁桃体炎史，稍受凉或辛辣饮食即咽喉肿痛。西医诊断：IGA 肾病（II 级）。中医辨证：石水（少阳郁热，少阴亏虚）。治法：疏利少阳，滋肾育阴。处方：小柴胡汤合猪苓汤加减。具体药物：柴胡 12g，黄芩 9g，法半夏 9g，甘草 6g，阿胶颗粒 6g，猪苓 20g，茯苓 15g，泽泻 12g，滑石 9g（包煎），木蝴蝶 15g，连翘 6g，郁金 10g，白茅根 15g，7

剂（水煎服，日1剂，分两次温服）。医嘱：避风，谨防再次外感；低盐饮食，忌食大蒜辣椒等辛辣刺激发物；卧床休息，免劳累；复查尿常规；西药暂按原用法继服。

二诊（2019年1月8日）：服上方发热消，咽痛大减，小便茶色较前变淡，仍感咽部干痒不适，腰膝酸软无力，易疲乏，食纳好转，夜寐仍差，烦躁感明显减轻，夜尿多，大便平，舌质淡红，苔薄白，脉细弦。尿常规：尿蛋白（＋），潜血（＋＋＋），红细胞10～20个/HPF，非均一性红细胞；血压：102/64 mmHg。处方：守上方去连翘、滑石、法半夏，加芡实20g，桑螵蛸10，蝉蜕3g，14剂，（水煎服，日1剂，分两次温服）。医嘱：护理医嘱同前，停厄贝沙坦片及血尿安胶囊，复查尿常规及尿微量白蛋白。

三诊（2019年1月22日）：药后咽痒基本消失，小便颜色转清，活动量稍大即感腰膝酸软无力，易疲乏，食纳可，睡眠一般，无明显烦躁感，夜尿减少，大便平，舌质淡红，苔薄白，脉细滑，尺沉无力。尿常规：尿蛋白（±），潜血（＋），红细胞4～6个/HPF；尿微量白蛋白：212mg/L；血压：112/70mmHg。处方：猪苓汤合缩泉丸加减。具体药物：猪苓20g，茯苓15g，泽泻9g，滑石6g（包煎），阿胶颗粒6g，益智仁15g，乌药10g，淮山药20g，桑螵蛸10g，菟丝子10g，桑寄生15g，白茅根15g，28剂（水煎服，日1剂，分两次温服）。医嘱同上诊。

四诊（2019年2月20日）：药后诸症平，唯易腰酸疲乏，自诉精力不易集中，纳寐可，二便无不适，舌脉基本同前。尿蛋白（－），潜血（＋），红细胞6～10个/HPF；尿微量白蛋白：102mg/L。处方：守上方；配合玉屏风颗粒（1袋/次，每日3次，冲服）。医嘱：停服肾炎康复片，余护理同前。

后患者病情稳定，以中成药金匮肾气丸配合玉屏风颗粒续服，随访至2019年11月，期间多次复查尿常规：尿蛋白（－）或（±）、潜血（＋）或（＋＋）、红细胞2～10个/HPF、24小时尿蛋白定量30～230 mg/L。

【师徒评案】

学生：如何理解"咽肾相关"这句话？

老师：临床遇IgA肾病的血尿，首辨病期是急性发作期，还是慢性迁延期。急性期多以咽痛、咽痒为典型症状，乃是邪伏于少阴、病发于少阳所致；慢性迁延期多因精气不足，无力祛邪外出，邪气伏匿于正虚之所，外邪乘之，伺机而作，乃属先天不足、邪伏少阴所致。在此基础上再辨证，将辨病期与辨证有机地结合。"肾为先天之本，生命之根，受五脏六腑之精而藏之"，肾是全身脏腑功能的化源，在人体生命活动中至为关键。先天不足、后天失养、年老体弱、久病及肾、外感六淫等病因均可诱发或加重IgA肾病。正如《景岳全书》曰："阳邪之致，害必归阴，五脏之伤，穷必及肾。"IgA肾病临床常见咽痛及反复发作的血尿等症，即是伏邪外发于少阳之征。《灵枢·本输》云："少阳属肾，肾上连肺，故将两脏。"手少阳三焦经贯通全身上下，在上络属肺，肺主气，司呼吸、津液的宣发肃降作用有赖于三焦的气道、水道的通畅；在下络属肾，肾主司脏腑气化、主行水，与三焦通行诸气和运行津液密切相关，人体气机的运行源于肾阳的激发和推动，借三焦的布散作用，运行五脏六腑，外达肌肤体表。因此，手少阳三焦经是连接肺肾两脏的枢机和通道，而咽喉则是肺、三焦、肾的前哨。咽喉属肺之系，为肾所主，乃外邪出入之门户，阴阳升降之路也。因此，咽喉可反映肺肾两脏的病变，咽红而痛，热居多；咽红不痛，内多蕴热，以其非暴感之邪，故不觉红赤肿痛；如痛而不红，则为暴感风寒，或寒结少阴，随经上逆，而致咽痛气痹。若咽部反复受邪，其毒必渗入营血，浸入气液，由肾之经络循经犯肾；肾气受害，肾精受伤，久之肾之体用俱损。故通过察咽喉，以观邪之虚实盛衰，病之浅深进退，指导辨证用药，有的放矢。本案患儿先天不足，肾精亏虚，反复感受外邪后，邪从口鼻而入，化热蕴结于咽喉，循经下犯于肾或引动肾脏伏邪，使肾络受扰，血溢脉外则尿血；邪久不去，伏于肾脏，化热烧灼少阴，久之肾阴亏虚，无权濡养咽喉，虚火上灼咽喉致咽痛，咽喉为病又可循经侵犯肾脏，如此反复循环，咽痛及血尿等症亦反复发作。扁桃体红肿、咽部肿痛，按照六经传变规律，是疾病传到了少阳经。故一诊方拟小柴胡汤以解少阳之郁，合方猪苓汤以补少阴不足，酌加木蝴蝶、连翘清肺利咽以防邪复，郁金、白茅根清热通淋止血。二诊患者发热、咽痛消失，为伏邪转出少阳之征象，标证大减，祛邪必尽，标本兼顾，故加芡实、桑螵蛸培补脾肾，固精止遗；蝉蜕祛风利咽。三诊时，贼邪即除，当复其本，故调整处方固护肾元。四诊时患者诸症已除，据病史发展，考虑患者长期咽痛，证属肺气不足，故以玉屏风散益气扶正固表，善后以玉屏风散合金匮肾气丸补虚，以祛除伏邪，即"正胜则邪退"。

【传承心得体会】

IgA肾病是临床最常见的原发性肾小球疾病，几乎均有血尿表现，切不可见血止血，留瘀于内，当正本清源。皮师认为IgA肾病与咽喉密切相关，临床上倡导"咽肾相关"理论，多因此类肾病常常反复发作，病情缠绵难愈，患者久病气血阴阳俱虚，无力抵抗外感邪气侵袭，咽喉首当其冲，循经下扰肾脏，可导致病情复发或加重。而咽喉为肾、肝、胃三脉所主，患者咽喉两侧，后壁脉络瘀滞，呈现红赤或绯红色，甚者红肿，久久不去，此为毒邪盘踞于咽喉，长期则作用于肾宫。咽与肾在生理上相互联系，在病理上相互影响，二者有着密切的联系，故有"咽肾相关"。

（李福生　整理）

第四节　慢性肾小球肾炎案

施某，男，12岁，学生，汉族，2013年8月15日初诊，秋分节气。因"反复泡沫尿3年"来诊。患者于2010年6月12日突然出现颜面及双下肢浮肿、大量泡沫尿，在当地医院行尿常规检查发现红细胞（+++）、蛋白尿（+++），临床诊断为急性肾小球肾炎，经使用抗感染、糖皮质激素免疫治疗近两月后血尿消失，蛋白尿仍波动于（+）～（++），先后予服用金水宝胶囊、益肾化湿颗粒、黄葵胶囊及肾炎康复片等，蛋白尿在（+）～（++）波动，为求进一步治疗，特来我院门诊求治。刻下：精神尚可，平素体质较差，易感冒，感乏力，自汗，颜面及双下肢未见明显浮肿，口干不苦，食欲欠佳，夜寐可，大便稍稀，小便泡沫多，舌质淡胖，苔薄白，脉细滑。查尿常规：尿蛋白（++）。尿微量白蛋白：1117.80mg/L。既往体弱，无基础病。西医诊断：

慢性肾小球肾炎。中医辨证：石水（肺脾气虚，精微失固）。治法：补肺健脾，益气固精，佐以和血通络。处方：①参苓白术散加味。具体药物：党参10g，土茯苓15g，白术6g，芡实15g，陈皮6g，莲须15g，炙甘草6g，山药10g，砂仁3g，薏苡仁15g，桔梗6g，金樱子15g，14剂。②安肾聚精汤，具体药物：党参10g，黄芪20g，丹参10g，芡实20g，鸟不宿15g，桑螵蛸10g，海螵蛸10g，五味子6g，红花颗粒5g（分冲），14剂（水煎服，上两方交替服用，每日1剂）。医嘱：避风寒，免劳累，清淡饮食；服用玉屏风颗粒（每次1袋5g，日3次）。

二诊（2013年9月15日）：患者精神一般，疲乏感减轻，汗出稍减，双下肢无浮肿，无口干口苦，感咽痒不适，食纳好转，夜寐可，大便转实，小便泡沫减少，舌脉同前。复查尿常规：尿蛋白（+）。尿微量白蛋白437.0mg/L。处方：守上①方，14剂（水煎服，隔日一剂）；守上②方加蝉蜕6g，14剂（水煎服，隔日1剂）上两方交替服用。医嘱：避风寒，免劳累，清淡饮食；服用玉屏风颗粒（每次1袋5g，日3次）。

三诊（2013年10月18日）：药后诸证减轻，唯感疲乏，3天前因贪凉吹空调突然出现眼睑水肿，双下肢水肿不明显，无汗，发热，身紧痛，小便减少，经输液后热退，浮肿、身痛、无汗症状未见缓解。复查尿常规：尿蛋白（+++）。处方：麻黄加术汤加味。具体药物：麻黄6g，桂枝10g，炙甘草6g，杏仁10g，白术10g，苏叶6g，羌活6g，浮萍10g，5剂（水煎服，日1剂，温服）。医嘱：嘱其得汗后避风防寒。

四诊（2013年10月23日）：患者服药后遍身微微汗出，汗后身紧痛大减，眼睑浮肿逐渐消失，现仍易疲乏，腰酸软，纳寐可，全身未见明显浮肿，小便量多，大便平，舌质红，苔薄白，脉弦细。尿常规（-）。处方：①玉屏风地黄汤。具体药物：黄芪20g，白术10g，防风6g，牡丹皮6g，茯苓10g，泽泻10g，淮山药10g，山茱萸15g，桑螵蛸10g，海螵蛸10g，五味子6g，14剂。守二诊②方加苏叶6g，14剂（上两方交替服用，隔日1剂）。医嘱：同前。

后在两方基础上根据病情变化稍做调整，调治半年余，尿蛋白在

（－）～（±），病情稳定。

【师徒评案】

学生：蛋白尿如何从肺治疗？

老师：本案患者素体禀赋不足，肺气不足，卫外无力，故平日易伤风感冒；卫气不充，肌表不固，故自汗出；肺气亏虚日久，子病及母，致使脾气亏虚，统摄无力，无法固摄精微，则出现蛋白尿。本案予参苓白术散合玉屏风颗粒培土生金，益气健脾补肺，且方中加金樱子等药加强固摄之功，再以安肾聚精汤益气化瘀，固肾填精。三诊时患者因受凉出现风寒束表，肺气失宣证，方选麻黄加术汤加味解表散寒，宣肺利水，表证即除，继续予参苓白术散合玉屏风地黄汤调补肺脾，佐以固肾以巩固疗效，先后天俱调，防病复燃。

（李福生　整理）

第五节　紫癜性肾炎案（一）

刘某，男，16岁，学生，汉族，2020年9月10日初诊，白露节气。因"反复双下肢紫癜2年，再发3天"来诊。患者于2年前因接触不洁水源后次日出现双下肢紫癜，发时紫癜平铺于皮面，按压不消退，伴瘙痒不适，发时尿正常，于当地医院诊断为过敏性紫癜，予"复方芦丁片""碳酸钙D3片"及"西替利嗪片"口服治疗1周，皮疹逐渐消退，后未复诊。1个月后患者因进食羊肉出现全身瘙痒不适，第2日出现双下肢紫癜及肉眼血尿，于当地医院查尿常规：尿蛋白（++），红细胞（+++），混合性红细胞。24h尿蛋白定量：1620mg/L。血常规、肝肾功能（－）。诊断为紫癜性肾炎，予甲强龙、西替利嗪片及复方芦丁片等对症支持治疗，皮疹消失，尿检未见转阴，后门诊予醋酸泼尼松龙片、碳酸钙片及复方芦丁片口服，并先后加用吗替麦考酚酯胶囊、他克莫司治疗，后逐步撤减醋酸泼尼松龙、碳酸钙D3片，至2018年11月27日停用，平素复查尿常规：尿蛋白（++）～（+++）、红细胞

（+）～（++）。24 小时尿蛋白定量 1.3 ～ 2.7g。期间多次出现紫癜。3 天前患者双下肢紫癜再发，为求中西医结合诊治，经推荐至我院门诊治疗。刻下症：患者神志清，神疲，双下肢紫癜鲜红，压之不褪色，易疲乏，腰部偶有酸痛及沉重感，无胸闷气逼，时有头晕，无头痛，自觉口干口苦，无恶心呕吐，食纳欠佳，夜寐差，自觉夜间易烦躁，大便稀软，日行 2 ～ 3 次，小便色深，量尚正常，舌质红，苔白干，脉滑数，重按无力。查尿常规：尿蛋白（++），红细胞 113.2/mL。既往情况：体健。西医诊断：紫癜性肾炎。中医辨证：葡萄疫（脾肾亏虚，毒热瘀结）。治法：清热解毒，凉血消斑，兼以健脾益肾，固精止遗。处方：①犀角地黄汤加减，具体药物：水牛角颗粒 20g，生地黄 10g，赤芍 10g，白芍 10g，牡丹皮 10g，金银花 10g，连翘 10g，大青叶 15g，紫草 6g，红孩儿 15g，14 剂。②参苓白术散，太子参 15g，土茯苓 30g，白术 10g，芡实 20g，陈皮 10g，山药 20g，炙甘草 6g，莲须 15g，砂仁 3g，薏苡仁 20g，桔梗 10g，金樱子 30g，乌梅 6g，杜仲 10g，14 剂（上两方交替，隔日 1 剂，水煎服，分两次温服）。医嘱：清淡饮食，忌食牛羊肉、大蒜辣椒等辛辣刺激发物；积极避开过敏原；慎起居，免劳累；继续口服复方芦丁片，余西药停用；复查尿常规及 24 小时尿蛋白定量。

二诊（2020 年 10 月 9 日）：患者神志清，精神一般，紫癜消退，无新发紫癜，疲乏感有所减轻，仍感腰酸腰重，口干好转，夜间烦躁感减轻，食纳可，睡眠一般，小便转清，大便成形，舌质稍红，苔白不厚，脉细滑。尿常规：尿蛋白（++），红细胞 52.2 个（参考范围 <30）。处方：①守一诊①方加荠菜 30g，石韦 10g，14 剂。②守一诊②方易杜仲为续断 10g，加泽兰 10g，14 剂（上两方交替，隔日 1 剂，水煎服，分两次温服）。医嘱：护理医嘱同前；复查尿常规。

三诊（2020 年 11 月 11 日）：患者神志清，精神可，紫癜未发，疲乏感有所减轻，仍感腰酸腰软，眼睛干涩，夜间烦躁感消失，食纳可，夜寐浅易醒多梦，小便转清，大便稍稀软，舌质红，苔少，脉细弦。尿常规：尿蛋白（+），红细胞 27 个（参考范围 <30）。处方：①生地黄 10g，北沙参 15g，当归 15g，枸杞子 10g，麦冬 6g，白芍 10g，女贞子 10g，旱莲草 15g，白茅根

15g，槐花15g，14剂。②守二诊②方改续断20g，14剂（上两方交替，隔日1剂，水煎服，分两次温服）。医嘱：护理医嘱同前；复查尿常规。

四诊（2020年12月16日）：药后患者诸症平，眼干腰酸明显减轻，唯疲乏感缓解不明显，食纳可，睡眠一般，大便平，小便无不适，舌质红，苔白少，脉细弦。尿常规（－）。处方：①守三诊①方；②守三诊②方，上两方各14剂，（两方交替，隔日1剂，水煎服，分两次温服）。医嘱：清淡饮食，避免辛辣刺激；慎起居，免劳累；畅情志。

十二诊（2021年8月17日）：患者神志清，精神可，精力较半年前明显好转，期间感冒一次，紫癜未发，腰酸不明显，食纳可，夜寐时好时差，大便平，小便清，舌质淡红，苔薄白，脉细滑。尿常规（－），尿微量白蛋白：41mg/L。

【师徒评案】

学生：从"卫气营血"角度如何分析紫癜性肾炎发病过程？

老师：临床所见紫癜性肾炎多见于小儿，以肺脾肾亏虚为本，风热毒瘀为标，血分瘀热贯穿病程始终，其发病初始多因患儿平素饮食不节，多食辛热煎炸炙煿之品，酿成内热，加之小儿"阳常有余，阴常不足"，感受风邪后也易从阳化热，热邪逐渐由卫气分深陷入营血分，热扰血分，妨碍气血的运行，血溢脉外而成瘀，最终瘀热互结，进而损伤肾络，血液妄行而成尿血。至疾病后期仍余热未清，加之病势迁延，反复出血，使营阴耗伤，虚热内生，虚热余热共同伏于体内，成为本病反复发作的凤因。在发病的早期，以"风""热"为主，风热入血有一个由卫气分深入营血分的过程。既入营血分，也有卫气之热未尽，且其源头在卫气分之热。源头之热不除，只清营血分之热无济于事，紫斑及血尿难以消除。只有三军齐下，卫、气、营血、三焦之热同清，才是制胜之关键。而其中"清营分热"（透热转气）即令营分热有出路，对血分热又有"釜底抽薪"之功，故亦为治疗之关键，临证常以自拟经验方"银翘地黄汤"为清解卫、气、营血、三焦热毒之基本方。本案患者病史较长，迁延日久不愈而进入慢性期，辨证可见患者虽以脾肾亏虚之证为主，仍有余热未清，伏热内炽耗伤津液，故以犀角地黄汤加减清热解毒，凉血消斑，加金银花、连翘透发伏热，大青叶、紫草凉血消斑，红孩儿清热解毒，散瘀消斑。二诊时患者症状及检查指标有所好转，效不更方，守方继进。三诊可见患者热毒已清，唯肝肾阴虚之象明显，调整犀角地黄汤为二至一贯煎，加白茅根、槐花通淋止血。四诊时小便初次转阴，守法稍调整，服用至十二诊，期间多次化验小便正常。本案治疗过程中抓住疾病的主要矛盾，针对紫癜性肾炎不同阶段分别予以辨证论治，加之家属的高度配合，不会因尿检正常而选择停药，予以恰当的调理善后，最终斑疹自退，血尿得除。

【传承心得体会】

过敏性紫癜性肾炎是继发性肾小球疾病，皮师临床上十分重视发病诱因对于紫癜性肾炎病程发生与发展的影响，认为澄源截流、防患于未然对改善紫癜性肾炎的预后及减少复发，具有十分重要的意义。首先，积极治疗原发病，寻找可能的过敏原，截断过敏原，尽可能避免接触；其次改善过敏体质，尽可能少食辛辣、鱼腥、燥热之品，改善过敏体质才能从根本上控制紫癜复发，达到减轻或治愈肾脏病变之目的。

（李福生　整理）

第六节　紫癜性肾炎案（二）

康某，女，11 岁，学生，汉族，2019 年 4 月 23 日初诊。谷雨节气。因"双下肢散在紫癜 21 天，尿检异常 7 天"来诊。现病史：患儿于 20 天前进食辛辣饮食后出现双下肢皮肤紫癜，针尖至黄豆大小，色鲜红，平铺于皮肤，压之不褪色，对称分布，无瘙痒，伴咽喉肿痛、膝踝关节肿痛，无腹痛，至省儿童医院查血、尿常规均正常，诊断为过敏性紫癜，予甲强龙、硫代硫酸钠注射液静滴 1 周，紫癜消退，疼痛缓解，即停药观察。停药 7 天后（即 7 天前）患者不慎受凉后紫癜再次出现于双下肢，色红，瘙痒不适，部分紫癜高于皮面伴见少许渗出，复查尿常规：尿蛋白（++），潜血（+++），红细胞（+++）。24小时尿蛋白定量1.58g。肾穿刺病理提示：紫癜性肾炎（Ⅲα）。西医诊断：紫癜性肾炎（血尿伴蛋白尿型）。予口服醋酸泼尼松龙片（40mg）、西替利嗪片、碳酸钙D3片及血尿安胶囊口服治疗1周后复查尿常规：尿蛋白（+++），潜血（+++），红细胞（+++）。24小时尿蛋白定量2.78g。患者要求出院中西医结合治疗，经介绍至我院国医堂求治。刻下症：神志清，精神可，双下肢轻度浮肿，散在性紫癜，时起时消，色红，瘙痒不适，部分高于皮面紫癜破溃渗出，咽干咽痒，口渴不欲多饮，关节疼痛不甚，食纳可，无腹痛腹泻，睡眠欠佳，易醒多汗，大便欠畅，质稀软，小便可见大量泡沫，舌尖红，边有瘀斑，苔白稍腻，脉细滑数。既往体健。西医诊断：紫癜性肾病。中医辨证：葡萄疫并石水（风湿热毒证）。治法：疏风祛湿，解毒化斑。处方：麻杏苡甘汤合五味消毒汤加减。具体药物：麻黄3g，杏仁9g，炒薏苡仁15g，炙甘草6g，金银花9g，野菊花10g，蒲公英9g，紫花地丁9g，紫背浮萍15g，大青叶9g，桑白皮10g，路路通10g，紫草15g，苦参6g，7剂。（水煎服，每日1剂，分两次温服。第三煎加水至6升，煮沸20分钟待水凉后泡浴水下肢。）医嘱：清淡饮食，忌食大蒜辣椒等辛辣刺激发物；避免更换新衣物、被褥、沐浴露及毛巾，积极寻找过敏原；慎起居，免劳累；暂停西替利嗪，余西药及中成药同前；复查血常规、尿常规及24小时尿蛋白定量。

二诊（2019年4月29日）：药后无新发紫癜，原紫癜颜色较前变浅，瘙痒较前明显减轻，无咽干咽痒，口干不复，时感胃脘部嘈杂，食纳一般，睡眠好转，夜间已无明显汗出，大便稀溏，日行2～3次，小便颜色转清，仍可见大量泡沫，舌质红，边有瘀斑，苔白腻，脉细弦。复查血常规：白细胞12.6×10⁹/L，中性粒细胞比率：64.2%。尿常规：尿蛋白（+++），潜血（+++），红细胞（+）。24小时尿蛋白定量2.48g。处方：①守一诊方去苦参，加败酱草15g，7剂。②广木香6g，藿香9g，葛根15g，党参12g，土茯苓20g，炒白术6g，炙甘草6g，芡实15g，金樱子15g，乌梅6g，7剂（日

1 剂，两方交替，早晚温服）。医嘱：护理医嘱同前；停用血尿胶囊，撤减醋酸泼尼松片，复查尿常规及 24 小时尿蛋白定量。

三诊（2019 年 5 月 14 日）：药后未见新发紫癜，自觉疲乏困重感减轻，紫癜皮损处基本愈合，未见渗出，无瘙痒，嘈杂感消失，食纳可，睡眠一般，大便质软成形，小便仍有泡沫，舌质淡红，可见散在瘀点，苔薄，脉沉细涩。尿常规：尿蛋白（++），红细胞（±），非均一性红细胞。24 小时尿蛋白定量 2.06g。处方：①桃仁 9g，红花 6g，当归 9g，赤芍 9g，川牛膝 9g，黄芪 20g，白茅根 15g，紫草 10g，茜草 6g，萹草 10g，14 剂。②守二诊②方去藿香、木香，加仙鹤草 10g，仙茅 10g，14 剂（日 1 剂，两方交替，早晚温服）。医嘱：护理医嘱同前；停用血尿胶囊，撤减醋酸泼尼松片；复查尿常规及 24 小时尿蛋白定量。

四诊（2019 年 6 月 14 日）：药后诸症平，用药期间因淋雨出现低热、咽痛 1 次，现无发热、咽痛，双下肢未见紫癜，食纳可，睡眠一般，大便平，小便泡沫明显减少，舌同前，脉细滑。醋酸泼尼松龙片撤减至 20mg。尿常规：尿蛋白（+），红细胞（+）。24 小时尿蛋白定量 0.72g。处方：守三诊上①方加荠菜 30g，石韦 10g，14 剂。守三诊②方改仙鹤草 15g，仙茅 15g，加诃子 10g，14 剂。（日 1 剂，两方交替，早晚温服）。医嘱：护理医嘱同前；复查尿常规。

五诊（2019 年 7 月 15 日）：药后诸症除，未见明显不适，纳寐可，大便调，小便量可，舌质淡红，仍可见少许瘀斑，苔薄白，脉细滑。尿常规（-）。

继续予以上两方为基础稍加减调服 8 月余，期间因感冒发热尿蛋白（++），余尿常规（-）。随访至 2020 年 6 月患者病情稳定。

【师徒评案】

学生：风邪在紫癜性肾炎疾病的发生发展中影响如何？

老师：中医学中无紫癜之病名，据其临床表现可归属于"发斑""肌衄""紫斑""葡萄疫"之属，正如《医宗金鉴·外科心法要诀》中描述"大小青紫斑点，色状若葡萄，发于遍身，惟腿胫居多"、《圣济总录·诸风门》"论曰紫癜风之状，皮肤生紫点，搔之皮起而不痒痛是也"。本病病性本虚标实，肺脾肾亏虚为本，风热瘀毒侵袭为标，感受外邪是过敏性紫癜的主要诱因，尤以风邪为主，风邪善行数变，易窜入肾络，肺肾相关，金水相生，肾之经脉上行入肺中，循喉咙，夹舌本，故风毒之邪袭肺最易下行伤肾，并深居肾络。风毒伤肾，肾开阖功能失常，肾失封藏，精微下泄出现蛋白尿，风毒灼伤肾络出现血尿，病理改变为络脉受损，"肾络瘀阻"为基本病机。控制紫癜反复出现为治疗紫癜性肾炎的首要任务，因每一次紫癜的出现均可加重肾脏损害或引起紫癜性肾炎的反复发作，因此紫癜性肾炎的治疗应首先从过敏原进行干预。临床诊治紫癜性肾炎患者当首辨患者处于急性发作期还是慢性迁延期，据本案患者病程及临床表现可知，患者处于急性发作期，以风湿热毒为标。紫癜夹湿为患伴见双下肢紫癜破溃瘙痒者不甚常见，故治以麻杏苡甘汤合五味消毒汤疏风祛湿，清热解毒，兼以大青叶、紫草凉血消斑，并内外治法结合托毒外泄，切不可过度使用输液或抗过敏等寒凉治法，易致使毒邪内陷里。二诊时患者血尿已明显缓解，属外邪大减之象，但脾肾亏虚之证初现，合用七味白术散加减健脾祛湿；芡实、金樱子、乌梅涩精止遗。三诊患者标实已祛，辨属脾肾亏虚为主，于撤减激素后气虚之象更甚，更有前述"肾络瘀阻"之基本病机，合补阳还五汤加减健脾益肾，益气化瘀。四诊后效不更方，守法继续巩固善后！

【传承心得体会】

过敏性紫癜性肾炎的病机复杂，症状多样，且病程通常较长，容易反复。临床上可见单纯镜下血尿或蛋白尿，而临床无任何明显症状者，也有经治疗后化验指标趋于正常，而临床症状却未见改善者。皮师认为，对于临床无证可辨或难辨时，一定要注意辨病与辨证结合。中医善于辨证，将人体看成一个统一的整体，从整体观念出发来了解和治疗疾病，但是对于一些临床表现不明显的细微病理改变存在认识上的缺陷，而西医长于辨病。皮师主张以中医为主，结合西医学对紫癜性肾炎的认识进行治疗，效果往往更显著。

如西医学认为本病多为肾小球内纤维组织增生，微血栓形成所致，皮师认为此病存在"初病存瘀""久病致瘀"，即中医的"微型癥积"，故常在辨证的基础上加用一些活血化瘀药，往往收效显著。

（李福生　整理）

第四章　其他肾病篇

第一节　高血压肾病案

李某，男，72 岁，汉族，退休，2022 年 3 月 2 日初诊。雨水节气。主因"肾功能异常近 5 年，间断性胸闷 3 月"来诊。现病史：患者于 2017 年体检发现血肌酐较正常值偏高（时值 94μmol/L，正常范围 <81μmol/L），于当地医院门诊就诊，医生嘱口服贝前列素钠片，后复查肾功能，血肌酐降至正常范围，停药后血肌酐多次超过正常高限，未予以系统治疗。2021 年 12 月患者出现间断性胸闷气逼，再次复查肾功能，血肌酐 118μmol/L，改服肾衰宁片，血肌酐仍未见降低，为求进一步治疗，于我院门诊就诊。刻下症：患者精神欠佳，感四肢乏力，时有头晕，胸闷心慌，无腰酸腰痛，口干口苦，无畏寒，纳可，寐一般，多梦，夜尿 2～3 次，平素大便稍干，服用肾衰宁片后大便质稀，1～每日 2 次，舌质红，苔黄厚腻，脉沉弦。查肾功能：血肌酐 121.2μmol/L、尿素氮 9.1mmol/L；估算 eGFR：48.2mL/min；尿常规：尿蛋白（＋），红细胞（－）。既往情况：高血压病史 20 年，口服苯磺酸氨氯地平、螺内酯降压。西医诊断：高血压病，高血压肾病，慢性肾脏病 3 期。中医诊断：风眩病，肾衰病。中医辨证：痰热瘀毒证。治法：清热解毒，化瘀降浊。处方：①肾衰泄浊汤，150mL×30 袋（每次 1 袋，每日 1 次）。②复方丹参滴丸，180 粒 ×5 盒（每次 10 粒，每日 3 次）。③三仁温胆汤加减：

杏仁 10g，白豆蔻 10g（后下），炒薏苡仁 30g，法半夏 10g，竹茹 10g，枳壳 10g，土茯苓 30g，青皮 15g，陈皮 15g，甘草 6g，瓦楞子 15g，鱼腥草 30g，三七粉（冲服）3g，黄芩 10g。30 剂（水煎服，每日 1 剂，分两次温服）。医嘱：低盐饮食，忌食大蒜、辣椒等辛辣刺激发物；复查肾功能、尿常规。

二诊（2022 年 4 月 7 日）：药后自觉现头晕较前好转，胸闷心慌较前减轻，口苦消失，仍有口干，纳可，夜寐较前转安，梦明显减少，大便日 2～3 行，质稀软，夜尿 1～2 次，舌质红，苔薄黄腻，脉沉细弦。查肾功能：血肌酐 101μmol/L、尿素氮 8.2mmol/L；尿常规：尿白蛋白（－），红细胞（－）。处方：①肾衰泄浊汤，150mL×45 袋（每次 1 袋，每日 1 次）。②复方丹参滴丸：180 粒 ×8 盒（每次 10 粒，每日 3 次）。③守一诊③方加葛根 30g。45 剂（水煎服，每日 1 剂，分两次温服）。医嘱：同前，复查肾功能、尿常规。

三诊（2022 年 6 月 2 日）：现头晕基本消失，胸闷心悸未发，无口干口苦，无畏寒，纳可，寐安，夜尿 1～2 次，无泡沫，大便每日 2～3 次，不成形，舌脉基本同前。查肾功能：血肌酐 87.3μmol/L、尿素氮 6.3 mmol/L；尿常规：尿白蛋白（－），红细胞（－）。处方：①肾衰泄浊汤：150mL×30 袋（每次 1 袋，每日 1 次）。②复方丹参滴丸：180 粒 ×5 盒（每次 10 粒，每日 3 次）。③守二诊③方。30 剂（水煎服，每日 1 剂，分两次温服）。医嘱：同前。

【师徒评案】

学生："五脏之伤，穷必及肾"，高血压肾病如何发展而来？

老师：高血压肾病中医可辨病为"风眩病""肾衰病"，其发病原因复杂，病情多样，多为年老体虚，元气不足，血瘀、痰湿、浊毒相兼为病。本案患者年事已高，本元气不足，脾肾亏虚，致水液代谢失调，生痰生湿，痰湿形成后，瘀阻血络，导致气血运行不畅，与瘀血搏结，而致肾络血瘀，湿浊瘀滞久而蕴积成毒，最终导致肾络受损。因疾病日久，痰湿长期阻滞中焦，致升降枢机不利，上达脑窍，致头晕，下阻肾络，致血瘀，湿与瘀相互影响，邪不化而正气不断受损，阻碍和损害脏气的运行，因而化痰湿、散瘀毒、复脏气是本病治本之策，应自始至终贯穿不已，即所谓"祛邪之所以扶正"，故一诊时以三仁温胆汤清热化痰，活血解毒，其中"三仁"治三焦，苦杏仁宣肺气，清利上焦，气行则湿化；白豆蔻芳香化湿，行气调畅中焦，顺脾胃之气；薏苡仁淡渗利湿，引湿热从下焦而走，三仁合用，分消走泄，升降有序。二陈性温，功能燥湿化痰，且法半夏兼具降逆之性，枳壳理气燥湿，竹茹清热化痰，土茯苓泄浊解毒，瓦楞子消痰散瘀，三七化瘀，鱼腥草清热解毒利尿，黄芩清热燥湿，全方温清并用，兼活血解毒，使人体气机舒畅，痰浊得清，瘀血得化。此外，遵从"间者并行"的治疗方法，以散以通，和缓施治，对症不伤人，蠲疾不损正，予自拟方肾衰泄浊汤（由生黄芪30g，生大黄15g，巴戟天20g，蒲公英30g，槐花10g，生牡蛎30g组成），方中生大黄苦寒直入胃肠，配以蒲公英、生牡蛎、槐花，共奏泄浊、破积、化瘀之功；重用生黄芪补气升阳、巴戟天补肾助阳化气。全方寒温并投，补泄兼施，下不伤正，补不滞邪，共奏泄浊解毒、扶正祛邪之功。瘀因湿浊不化，浊毒壅滞，久碍血行，瘀浊互结，配伍中成药复方丹参滴丸活血化瘀。二诊时患者胸闷心慌、多梦、头晕较前好转，效不更方，在三仁温胆汤基础上另加葛根固护脾胃，升清止渴。三诊，患者诸症大减，继续守方。从此案可以看出，患者虽年事已高，元气不足，脾肾亏损，表现为四肢乏力，精神欠佳，夜尿多等虚弱症状，但从其舌脉症及治疗效果等方面全面分析就会发现，标实较明显而先治其标，标去而正气易复，即所谓"祛邪之所以扶正"。

【传承心得体会】

本案是1例高血压肾病患者，目前高血压病患者数量逐年增长，高血压继发的肾脏损害已经越来越得到重视，西医对其治疗措施有限，疗效欠佳，而患者对自身身体健康状况越来越关注，遂常寻求中医治疗。皮师常说，中医治病讲求的是疗效，中医发展几千年来，在几千年治疗疾病之中总结出来的临床经验，这相对于现代的动物试验可是要高明得多，很多西医难以解决的疾病，使用中医中药常能获得不错的疗效，对于较为棘手的疾病，虽不能完全消除，但能够缓解患者的不适症状，提高患者生活质量。本案中患者肾功能反复异常5年，西医未能有较好的治疗方法，遂求助于中医，在治疗过程中，初服药一个月后其检查指标即降至正常，疗效可鉴，因此在看病过程中要抓住病机，守方加减，力求"一剂知，二剂已"。皮师常告诫弟子，在平常跟诊学习过程中，需做到以下几点：第一，对各类疾病，要明白老师的辨证思路是什么，为什么辨得此证，依据是什么；第二，辨证后如何处方，各方之间如何鉴别；第三，用药如何配伍加减；第四，各药用量如何变化。在跟师过程中如果能够把握好上述四点，就会学有所获，在今后临床实践过程中才能够做到处事不惊，游刃有余。当然，传承和发扬中医，不仅仅体现在继承学术思想及临床经验上，更体现在对中医"信念"的传承上。多临床，多实践，培养自己对中医的信心，回归经典，结合临床实践进一步深入理解，更深层次地理解并且运用中医，才能使中医文化永放光芒。

（姚紫倩　整理）

第二节　高尿酸性肾病案

陈某，男，45岁，干部，2018年8月20号初诊，立秋节气。患者因"发现血尿酸升高半年，左足大趾关节肿痛3天"求诊。现病史：患者半年前体检发现血尿酸582μmol/L，无特殊不适，患者未予以重视。5天前患者因应酬大量食用海鲜、辛辣、油腻、荤类，并且大量饮酒，次日气温骤降。3天前患者出现左足大趾关节肿痛，疼痛不可近手，无法下地行走，遂至当地急诊就诊，急查肾功能提示：血尿酸621μmol/L，血肌酐101μmol/L，尿常规：尿蛋白（±）。初步诊断为高尿酸性肾病；痛风性关节炎。予口服秋水仙碱、塞来昔布胶囊等药3天，左足大趾关节肿痛未见明显缓解，故至我科门诊就诊，刻下症见：患者精神疲软，急性面容，左足大趾关节红肿疼痛，局部肤温增高，口苦口黏，怕热，易汗出，不欲饮食，夜寐欠安，大便黏，小便黄，舌质暗红，苔黄腻，脉弦滑偏数。中医诊断：痛风病（湿热蕴结、肾络瘀阻证）。西医诊断：痛风性关节炎；高尿酸性肾病。治法：清热解毒、活血利湿。方选四妙散合五味消毒饮加减。处方：苍术15g，黄柏10g，川牛膝 15g，生薏苡仁 30g，忍冬藤 15g，野菊花 15g，蒲公英 15g，紫花地丁 15g，威灵仙 30g，木瓜 30g，姜黄 15g，蚕沙（包煎）30g，生石膏 30g，丝瓜络 15g。7 剂（每日 1 剂，水煎服，分早晚两次温服）。另用新癀片适量碾碎，白醋调敷于患处（每日 2 次，连用 3～5 天）。嘱患者禁食海鲜、肥甘厚腻食物，戒酒，避风寒，避免劳累。

二诊（2018 年 8 月 27 日）：患者精神好转，诉左足大趾关节红肿疼痛明显减轻，现可下床行走，仍感口黏苦，易汗出，纳食欠佳，服药后胃脘稍胀满，夜寐改善，大便每日 2 行，质偏稀，小便色淡黄，舌质暗红，苔白腻略黄，脉弦滑。查肾功能：血尿酸 574μmol/L，血肌酐 97μmol/L。尿常规：尿蛋白（±）。予调整中医处方：方选三仁汤加减：苦杏仁 10g，白豆蔻 10g（后下），薏苡仁 30g，法半夏 10g，竹叶 10g，通草 6g，乌贼骨 24g，茜草 6g，青皮 15g，陈皮 15g，土茯苓 30g，车前草 30g，威灵仙 30g，丹参 15g，泽兰 15g，忍冬藤 30g。14 剂（水煎服，每日 1 剂，分两次温服）。

三诊（2018 年 9 月 20 日）：患者精神可，左足大趾关节红肿疼痛消失，口黏口苦缓解，汗出减轻，纳食改善，夜寐安，大便平，每日 1～2 次，小便长，小便夜尿次数 2 至 3 次，舌质红，苔白腻，脉弦滑。查肾功能：尿酸 483μmol/L，血肌酐 84μmol/L。尿常规：尿蛋白（±）。继续守二诊处方加减，方中去忍冬藤，加巴戟天 15g，木瓜 30g 以加强化湿通络、补肾化气的功效，14 剂（水煎服，每日 1 剂，分两次温服）。

四诊（2018 年 10 月 10 日）：患者精神可，左足大趾关节疼痛未复发，口干不苦，汗出明显减少，纳食可，夜寐安，大便每日一行，小便长，夜尿每日 1～2 次。舌质红，苔白略腻，脉弦滑。查肾功能：血尿酸 443μmol/L，血肌酐 75μmol/L。尿常规：尿蛋白（－）。患者诸症状改善且未反复，效不更方，继续守三诊处方 14 剂（水煎服，每日 1 剂，分两次温服）。后继续在上方基础上加减调治 2 月，肾功能及尿常规恢复正常，左足大趾关节肿痛未再发。

【师徒评案】

学生：尿酸性肾病的形成机理？

老师：此案为高尿酸性肾病，患者发病有明显的诱因，与进食海鲜、膏粱厚味、醇酒肥甘之品及天气的骤变有明显的关系。本案患者长期应酬，嗜食肥甘厚味，饮酒无度，阻碍脾胃运化，脾失健运，不能运化水谷精微，聚湿生痰，蕴久化热，湿热阻滞气机，血行不畅，致瘀血内生，形成湿、热、瘀邪胶结。"五脏之伤，穷必及肾，"入于肾络，致肾失分清泌浊，肾络瘀阻，精微封藏失司，精微由尿中漏泄则为蛋白尿。此患者平素血尿酸偏高，加之饮食无节制，未引起重视，初诊之时，左足大趾关节红肿热痛，并伴有肾功能异常及少量蛋白尿，病机关键为湿热蕴结关节、肾络瘀阻致肾功能异常及蛋白尿形成。此次发病，热毒症状明显，故初拟四妙散合五味消毒饮加减以清热解毒、活血利湿，并加入木瓜、忍冬藤、姜黄、丝瓜络行气破瘀、通络止痛，再加生石膏宣散热毒，另予新癀片外敷清热解毒、散瘀止痛，故初诊用药后，左足大趾关节红肿热痛缓解。二诊患者热毒之象改善，湿浊之象仍存，若湿浊不除，则可致疾病缠绵、反复，治湿之法，当从产湿源头的脾论治，所谓"诸湿肿满，皆属于脾"，故二诊改用三仁汤化裁，以宣畅气机、健脾化湿。三诊之时，患者热毒之象消失，湿浊之象尽减，夜尿增多、小便长等肾气不固之象已显，故加巴戟天、木瓜以温肾化湿通络。后期继守三仁汤化裁，以使热清湿去，浊泄络通，则精微得固，痹痛得除。

【传承心得体会】

高尿酸性肾病属于继发性肾病的一种，疾病迁延不愈，可发展为慢性肾衰病。就中医学而言，高尿酸性肾病是多脏腑受累，涉及气、血、阴、阳亏损的慢性衰退性病证，证候与病机的表现有四个特征：由他脏累及；属慢性久病，正虚邪实，以"虚"为本，"瘀、湿（痰）、毒"为标，且贯穿于病程始终；病机相近，互为因果；与原发病并存，证候表现错综复杂。高尿酸性肾病的发病，以"湿、热、瘀"蕴结阻滞为患，虚实夹杂为其病证特点，由于脏腑亏虚，脾肾虚损，构成内伤湿热、脾肾受损；肾络瘀阻、湿浊蕴毒两组病机。在其病程中，湿、热、瘀三者相互影响，互为因果。此病的治疗要点在于治湿应考虑注重脾肾、化湿宜用风药、化石通淋以泄浊通瘀、通利与摄精并用、化瘀贯穿始终、辨证择药以调节尿酸。总之，治疗高尿酸性肾病应主抓二个环节：当血尿酸过高时，临床治疗当以清热祛湿、化瘀通络治其源，阻断病情发展；当疾病累及肾脏病变时，需应用中药护肾，多以健脾益肾护其正。此外日常调护也应重视。

（黄伟　整理）

第三节　痛风病案

某，男，17岁，学生，2021年9月1日就诊。主诉：左脚大趾反复疼痛2年，再发加重1月余。患者自述2019年因吃海鲜出现左脚大趾红、肿、热、痛，无关节畸形，影响行走，前往地方医院检查发现尿酸偏高，服用消炎止痛西药治疗，效果一般。后期反复发作，今特来我院就诊。素体稍胖，食肥甘厚腻多，左脚大趾红、肿、热、痛，遇热或活动后加重，皮肤温度增高，遇冷减轻，脚趾活动障碍，影响走路，可触及一小痛风石，无关节畸形，无晨僵，口干不苦，不畏寒怕风，食欲尚可，夜寐安，梦稍多，小便平，未见明显泡沫，不起夜，大便2～3或3～4天一次，成形，不挂厕。舌红，苔黄腻，中有裂纹，脉滑数。2021年8月12日查肾功能：尿酸787.6μmol/L、尿素氮3.4mmol/L、血肌酐77.9μmol/L。西医诊断：痛风。中医诊断：痹证，瘀热互结，湿浊下注证。治法：清热利湿，化瘀通痹。处方：①葛根30g，地肤子2g，猪苓30g，土茯苓30g，泽泻15g，白术6g，丹参15g，木贼草30g，猫须草30g，乌贼骨24g，茜草6g，石膏10g。15剂，隔日1剂。②桃仁10g，红花6g，生地黄10g，山药15g，山茱萸15g，泽泻10g，土茯苓30g，牡丹皮10g，鸡血藤30g，伸筋藤30g。15剂，隔日1剂。（上两方交替，隔日1剂）

二诊（2021年10月8日）：关节疼痛明显改善，关节红肿热痛不明显，遇冷减轻，无关节畸形，无晨僵，纳可，寐安，小便无泡沫，无起夜，大便一天一次，成形，不挂厕，晨起口有大蒜味、微干、不苦，舌质淡红，苔薄黄，脉滑。尿酸 455.9μmol/L，尿素氮 3.6mmol/L，血肌酐 71.3μmol/L。处方：①守一诊①方 15 剂，隔日 1 剂；②守一诊②方加丝瓜络 10g，瓦楞子 15g，15 剂，隔日 1 剂。（上两方交替，隔日 1 剂）

三诊（2021 年 11 月 10 日）：近期无特殊不适，关节疼痛明显改善，无关节畸形，无晨僵，纳可，寐可，起夜 1 次，晨起口干无口苦，小便色深黄色，量平，有少量泡沫，大便日行 1 次，不成形，挂厕，舌淡红，苔黄腻，脉沉弦。查尿常规：蛋白质（－）、红细胞 2、白细胞 1；肾功能：血肌酐 73.3μmol/L、尿素氮 3.6mmol/L、尿酸 576.8μmol/L。处方：①杏仁 10g，白豆蔻 10g（后下），薏苡仁 30g，法半夏 10g，竹茹 10g，枳壳 15g，青皮 15g，陈皮 15g，土茯苓 30g，甘草 6g，丹参 15g，泽兰 15g，丝瓜络 10g，瓦楞子 15g，鱼腥草 30g。15 剂，隔日 1 剂。②守二诊②方加乌贼骨 24g，茜草 6g。15 剂，隔日 1 剂。

四诊（2021 年 12 月 13 日）：近期偶感腰部不适，关节疼痛较前明显改善，纳可寐安，起夜 1 次，小便色平，有少量泡沫，大便日行 1 次，偏稀，挂厕，晨起口干，舌质暗，苔黄、裂纹，脉数。尿常规：隐血（＋）、红细胞 255；肾功能：血肌酐 68.5μmol/L、尿素氮 3.9mmol/L、尿酸 345.2μmol/L。处方：①守三诊①方。15 剂，隔日 1 剂。②党参 15g，土茯苓 30g，白术 10g，芡实 30g，陈皮 15g，山药 15g，砂仁 6g（后下），莲须 10g，甘草 6g，薏苡仁 15g，桔梗 10g，乌贼骨 10g，浙贝母 10g。15 剂，隔日 1 剂。查尿常规、肾功能。

五诊（2022 年 1 月 13 日）：无特殊不适，纳可，寐可，偶有起夜 1 次，晨起口干无口苦，小便色淡黄，量平，有少量泡沫，大便日行 1 次，成形，稍有挂厕，舌淡红，苔薄黄腻，脉沉细。查尿常规：蛋白质（－），草酸钙结晶 64 个。肾功能：血肌酐 71μmol/L、尿素氮 2.5mmol/L、尿酸 410μmol/L。处方：①守四诊①方。22 剂，隔日 1 剂。②守四诊②方。23 剂，隔日 1 剂。查尿常规、血常规。

六诊（2022 年 3 月 14 日）：精神可，感口干舌燥，饮水后可解，关节未再痛，无关节畸形，无晨僵，纳食可，不寐安，大便 1 日 1 次，成形，大便色黄，无泡沫，无肿胀烧灼感，舌淡红苔薄白，脉细濡。2022 年 3 月 10 日肾功能：血肌酐 73.6μmol/L，尿素氮 3.5mmol/L，尿酸 393.2μmol/L；尿常规：蛋白质（－）、隐血（－）。血常规未见明显异常。处方：①守五诊①方。15 剂，隔日 1 剂。②守五诊②方加黄芪 30g，15 剂，隔日 1 剂。查尿常规，尿微量白蛋白。

七诊（2022 年 5 月 20 日）：腰背酸痛，伴乏力，休息后可缓解，关节不痛，晨起感口干口苦，大便难解，干结难下，纳可，寐差，多梦，小便平。处方：①守六诊①方加石斛 30g。15 剂，隔日 1 剂。②黄芪 30g，桂枝 10g，赤、白芍各 10g，炙甘草 6g，生姜 3 片，大枣 5 枚，鸡血藤 30g，丝瓜络 10g，姜黄 15g，当归 10g。15 剂。（上两方交替，隔日 1 剂）

后期随诊尿酸正常，未见升高，嘱患者低嘌呤饮食，适当增加饮水，定期复查。

【师徒评案】

学生：痛风是如何形成的？其治疗思路如何？

老师：中医学关于"痛风"病名的记载，首见于朱丹溪所著《丹溪心法治要》。痛风属于中医学的"痹证""白虎历节"等范畴。对于痛风一病的病因病机，《素问·痹论》曰："风寒湿三气杂至，合而为痹也。"五脏虚损，营卫气血失调，感受风寒湿等邪气，久留体内阻碍气血运行，脏腑经络气血闭塞不通，发为该病。《金匮要略》曰："寸口脉沉而弱，……沉即为肾……历节黄汗出，故曰历节。"引发痛风的关键在于肾气虚损，运化输布水液功能失调。朱丹溪首次提出痛风病名，并认为痛风病因主要为痰、风热、风湿和血虚。《类证治裁·痹症论治》曰："久而不痊，必有湿痰败血瘀滞经络"，阐述了痹证是湿痰、瘀血等病理产物在体内停留，日久阻滞经络所致。《万病回春》云："一切痛风，肢节痛者……所以膏粱之人，多食煎炒、炙煿、酒肉热物蒸脏腑。"表明该病的发生与饮食肥甘厚腻，损伤脾胃有关，是患者嗜食肥甘厚味，湿浊内停损伤脾肾而致，其病机重点为"虚、湿、热、瘀"，病位在关节，与脾肾密切相关。脾为后天之本，脾失健运，升清降浊失权，水液停滞停聚。另一方面，肾为先天之本，肾气不固，封藏无力，气化失司，而导致尿酸排泄障碍。病情发展，久郁发热，尿酸沉积于关节则发为红、肿、热、痛；沉积于肾脏，则为肾结石、痛风性肾病等，持续发展可导致肾衰竭。痛风及高尿酸血症虽是代谢性疾病，但与肾病息息相关，临床中10%～20%的患者有尿酸性结石，而尿酸盐沉积在肾间质，起病通常隐匿，发现时多发展为慢性肾衰竭。故此我常开玩笑说："痛风是肾病的警卫员。"临床中痛风的患者一般因关节红肿热痛而开始重视，积极治疗，大大减少其发展成为肾脏病的概率。故治疗上一经发现尿酸升高，或沉积关节，或沉积肾脏，均需及早治疗，避免损伤肾脏发展成为慢性肾脏病。治疗方面，该病发作时，我认为应以"清热利湿化浊"为法，溯古《类经》"上焦不治，则水泛高原；中焦不治，则水留中脘；下焦不治，则水乱二便"之精要，活用三焦辨证，分清邪在上、中、下三焦的侧重，承三仁汤之精妙，创制一系列三仁化裁汤针对性治疗。即使该病在慢性期或间歇期，也要始终治瘀。久病成瘀，逐渐癥积成形，患者可出现脉络瘀滞之表现。或因虚致瘀，或湿致瘀，或热致瘀。故在治疗痛风时，需要运用活血化瘀之法，尚有湿热者，多用姜黄、木贼草、猫须草等；瘀血重者，多用桃仁、红花、威灵仙，甚者水蛭、大黄、地龙等。平素调理高尿酸血症时，要"求其本，方可尽善"，即治病求本，注重降尿酸。根据我临床多年经验，创制了葛根地肤子汤，运用葛根、地肤子、丹参、猫须草、白术、木贼草、泽泻、乌贼骨、猪苓、茜草、茯苓等，按照君臣佐使配伍，方中葛根、地肤子利湿泄浊，清热解毒，合为君药；白术、泽泻、猪苓、茯苓利水消肿健脾，为臣药；猫须草、木贼草清热利湿解毒为佐药，丹参、乌贼骨、茜草养血活血化瘀亦为佐药。

本患者是为儿童，父母关爱有加，担心小孩营养不良，经常给小孩吃大鱼大肉海鲜，小孩过食肥甘厚味，平素又爱喝饮料，甚至以饮料代替水。因此损伤脾胃，湿热内生，停滞在关节，再感受风寒邪气，关节红、肿、热、痛，身体及时拉响了警铃。患者及时就诊，尿酸高，尿常规和肾功能正常，暂时未影响肾脏。初诊时是发作期，因病程胶着缠绵，湿浊毒热胶着难去，瘀阻四肢关节，故见关节红肿热痛，舌苔黄腻、脉滑数，亦为湿热之象。中焦脾胃为血浊毒热生化之源，而血浊毒热留滞日久亦阻脾胃之运化，故见乏力纳差。应治以清热解毒、逐瘀降浊为主。方以葛根地肤子汤加减，桃花地黄汤两方交替服用，清热利湿养阴、滋肾活血化瘀并用。葛根地肤子汤方中葛根、地肤子利湿泄浊，清热解毒，合为君药；白术、泽泻、猪苓、茯苓利水消肿健脾，为臣药；猫须草、木贼草清热利湿解毒为佐药，丹参、乌贼骨、茜草养血活血化瘀亦为佐药。此方补益肾元，为降尿酸之临床验方，猫爪草、葛根皆为降尿酸之要药。三诊时，患者中下焦湿热明显，而尿酸下降，改一方为三仁温胆汤强化清热利湿，与瓦楞子、丝瓜络相配合，二方桃花地黄汤加乌贼骨、茜草加强化瘀通络作用。四诊时患者因尿酸伤及肾脏出现泡沫尿，故二方改为参苓白术散加减，健脾益气固涩，控制蛋白尿及红细胞渗出。七诊时，患者出现腰酸痛，乏力，考虑患者近期控制饮食，接连食用素菜，气血稍不足，予黄芪桂枝五物汤补气养血，同时交代患者可以吃适量的肉和牛奶。经过系统治疗，随诊时患者尿酸降至正常范围，炎症指标正常，整体状态良好。嘱患者低嘌呤饮食，适当增加饮水，定期复查。

【传承心得体会】

皮师常告诫学生，"夫治未病者，见肝之病，知肝传脾，当先实脾。""既病防变"，古人重视未病先防，已病防并发症。在高尿酸血症、痛风、痛风性肾病的治疗过程中，我们需要将古人的预防思想贯彻到位，劝诫患者健康饮食，避免高嘌呤，在发现疾病时，及时治疗，防止疾病进一步恶化，损伤肾脏，甚至导致肾功能衰竭。高尿酸血症、痛风虽然都是代谢性疾病，但是都与肾脏病密切相关，要积极治疗。"急则治其标，缓则治其本"，痛风慢性期或间歇期的治疗，是决定痛风转归的重要因素，如果有效控制尿酸水平，能够防止痛风反复发作，并且减少并发症的发生，如果未予重视，未系统治疗，可能导致急性关节、软组织炎症、痛风石沉积及关节损坏，甚至形成肾功能衰竭，直至尿毒症。

（李天盛　整理）

第四节　尿酸性肾病案

　　周某，男，14岁，汉族，学生。2021年10月14日就诊，寒露节气，主因"小便泡沫量多1年余"前来求诊。患者2020年8月因尿酸性肾病于当地医院治疗后，于2021年9月14日复查肾功能和电解质等项目，仍有部分检查项目数值过高，其中尿酸476.99μmol/L；尿微量白蛋白768mg/L。2021年9月30日复因尿酸性肾病辗转多处医院治疗，但病情仍易反复，现欲寻进一步治疗，遂转来求诊。刻下：精神尚可，但稍有动易汗出，无口苦，无口干，寐安，无夜尿，纳可，无嗳气，无反酸。小便量尚可，色常，无急胀感，无淋漓刺痛感，但小便泡沫量多，且经久不消；大便日行1次，成形，但稍硬，并挂厕。舌质红，舌尖有点刺，苔薄黄，脉滑濡。2021年10月14日查尿常规：酮体（−），尿白蛋白（−）。尿酸490μmol/L。既往有服用黄葵胶囊、非布司他药物史，否认药物过敏史，有高血压家族史，于2021年6月行扁桃体切除术。西医诊断：尿酸性肾病。中医诊断：痛风。中医辨证：脾肾气虚证。治法：补脾固肾，化瘀透邪。处方：安肾聚精汤合葛根地肤子汤加减。①太子参15g，黄芪30g，丹参15g，芡实30g，五味子6g，鸟不宿30g，海螵蛸10g，桑螵蛸10g，红花6g。15剂（水煎服，与方②隔日服，每日1剂，巳时申时分两次温服）。②葛根30g，地肤子20g，猪苓15g，土茯苓30g，泽泻15g，白术6g，丹参15g，木贼草30g，丝瓜络10g，瓦楞子15g，猫须草30g。15剂（水煎服，与方①隔日服，每日1剂，巳时申时分两次温服）。医嘱：避免剧烈运动；禁酒；忌食辛辣刺激、生冷瓜果、煎烤油炸之品，忌食含酸性成分较高的苦味蔬菜、动物内脏、无鳞鱼、海产品、菜汤等。复查尿常规、尿微量白蛋白、肾功能和电解质。

　　二诊（2021年11月5日）：现无口苦，无口干，纳可，但寐转差，并稍易疲劳，动后尤甚。大便日行1次，成形，但挂厕；小便量平，色常，无夜尿，尿中泡沫时多时少。舌质稍红，舌尖点刺多，苔薄，脉沉而细。查得尿酸358μmol/L，尿微量白蛋白78.9mg/L。处方：①守一诊①方，加菟丝子30g，覆盆子30g，15剂（水煎服，与处方②隔日服，一日一剂，巳时申时分两次温服）。②守诊②方，加姜黄15g，15剂（水煎服，与处方①隔日服，每日1剂，巳时申时分两次温服）；黄葵胶囊13盒（每次5片，每日3次）。医嘱同前，复查尿常规、尿微量白蛋白、肾功能和电解质。

三诊（2021年12月10日）：现无口干，无口苦，纳食可，夜寐安，但易疲劳，并怯寒，仅下午偶有头晕。大便日行1次，成形，但挂厕；小便已无泡沫。舌质稍红，舌边有齿痕，苔薄稍黄，脉略细数。查得尿常规：酮体（－），尿白蛋白（－）。尿酸350μmol/L，尿微量白蛋白17.9mg/L。处方：①守二诊①方，15剂（水煎服，与处方②隔日服，每日1剂，巳时申时分两次温服）。②守二诊②方，15剂（水煎服，与处方①隔日服，每日1剂，巳时申时分两次温服）；黄葵胶囊15盒（每次5片，每日3次）。医嘱同前，并嘱患者继续服药以巩固疗效，防止余邪残留未净，复查尿常规、尿微量白蛋白、肾功能和电解质。

【师徒评案】

学生： 无症状尿酸性肾病如何辨证论治？

老师： 中医古籍对尿酸性肾病的研究散见于"腰痛""浊瘀痹""痛风""关格"等病，如清代汪昂在《医方集解》中认识到关格是"膏粱积热，损伤肾水"等。尿酸性肾病的形成主要为湿、热、瘀深伏于内，早期为伏邪聚集阶段，现代研究表明轻微的高尿酸血症与早期肾损害具有较大关联，其临床症状并不显著，可仅出现轻度水肿与轻微尿液改变等症状。中期随着伏邪进一步发展，正气耗伤逐渐加重，小分子蛋白漏出愈发严重并逐渐出现其他并发症。后期伏邪抟聚势猛，占据绝对主导优势，已将机体正气消耗殆尽，一旦遇诱因得势则骤发癃闭、关格与溺毒等，为时晚矣。

本案患者形体肥胖，动易汗出，已有正气亏虚之象；且大便素来挂厕，脉濡更彰湿邪内伏之机；其舌质红而有点刺，苔黄而脉滑，可知内热已成；而精微物质随小便外出而大泄，无力推动周身正常气化，并湿热深伏于体内，日久常能致瘀，故而虽然表面症状不多，但邪气内伏而成的高尿酸血症不断发展，暗耗正气并渐渐聚集势大，致使患者继发尿酸性肾病。若不治病求本，釜底抽薪，补足先天之缺并将体内伏邪连根拔除，则尿酸性肾病仍能暗中发展，并害人于幽暗昏惑之处，隐患巨大。故一诊①方以安肾聚精汤中太子参、黄芪扶助缺如之正气；久病常瘀故以丹参、红花活血祛瘀，并疏通瘀滞后使伏邪得路而出；芡实、五倍子、桑螵蛸、海螵鞘敛精固摄，亡羊补牢；鸟不宿透里追风祛湿行血，能直达病所，诸药共奏正邪兼顾之效。②方以葛根地肤子汤通络利水。现代研究发现，葛根、地肤子、猫须草与木贼草对尿酸的控制具有明显效果；尿酸过高常致小便不利，且斩断伏邪出路，故内含五苓散加减以加强膀胱气化之功；且丹参、瓦楞子与丝瓜络祛瘀通络，配"洁净府"之法则更彰透邪之效。二诊时患者伏邪初步得透，故而伏邪本应有之病象初步得显，脉象由濡滑转为沉细，并渐现疲乏、寐差等症，此时不可惶惶惊讶，误以为疾病加重。患者尿中泡沫已明显减少，当守方继续扶正祛邪，故加菟丝子、覆盆子以补益与固涩兼顾；加姜黄以活血化瘀并通经理气，巩固疗效。现代研究发现，黄葵胶囊对尿酸所致的肾小管上皮细胞的损伤具有保护作用，且可有效降低蛋白尿，故而另配黄葵胶囊清利湿热，以达相辅相成之效。三诊时伏邪外透功成，夜寐转佳，脉象已然不沉，舌尖亦无点刺，查尿酸、血肌酐与尿微量白蛋白等指标已复正常，但尤当注意伏邪所致的尿酸性肾病应"除邪必净"，不能留残邪于不顾，戴天章在《重订广温热论》中指出："伏邪之大势已去，而余邪未解，即用小方缓方，平治复症遗症以和解之。"故而治疗尿酸性肾病时需提前告知患者不可自行停药绥靖伏邪，应经过医生考量之后方可停药，但医生也不能急于求成，过用攻伐之品，否则若伏邪外透迅猛，超过患者承受能力则如《辨证录》中指出的"胃土势不能支，必致生意索然，元气之复，反需岁月矣"，故而需徐徐图之，续守上方。

尿酸性肾病患者病初常有饮食不节、素喜肥甘厚腻与常年酗酒等不良生活习惯，因先天禀赋亏虚不足，后天失养内生水湿，饮食不节，热瘀伤肾等引起"湿、热、瘀"内伏搏结难解，熬伤脾肾致虚，亦可累及心肝，久而邪气深伏不得外达，进一步暗耗正气，以成虚实错杂之疾。强调其主要有湿热内伏、脾肾受损与湿浊伏毒、肾络瘀阻两大病机，总应祛湿化瘀以治其源，健脾益肾以护其正。但因病位在里而部位集中，病邪深潜而难以速透，以致尿酸性肾病缠绵反复，久久不愈。伏邪瘀阻肾络是尿酸性肾病发病的关键所在，邪之所凑，其气必虚，邪伤肾络尤为严重，肾主封藏、脾主统摄，脾肾皆虚，统摄封藏失利，而致精微物质外泄流失，则呈现蛋白尿。肾阳为伏邪所遏致，使膀胱气化无力，则小便清长，入夜值阴气最盛之时，则天人交感，更显夜尿频多。伏邪深潜，瘀阻通身经络水道，脾肾运水失职，且"血不利则为水"，引起水液堆积发为水肿。故在伏邪所致的尿酸性肾病的治疗中也应重视脾胃，倡"脾肾为本"，对饮食引起的尿酸性肾病尤应重视，注意脾病传肾以治脾为先。

【传承心得体会】

本案为一例尿酸性肾病患者，随着经济发展，尿酸性肾病罹患人群逐渐年轻化，且病程发展明显缩短，无症状患者增多。皮师认为主要有以下两方面原因：一方面是近来膳食结构发生巨大改变，民众嗜食肥甘厚腻、饮食不节、贪凉喜冰；一方面是生活压力增大致使民众起居无常、妄于作劳、熬夜频繁，各种不合理的习惯皆能致使邪气乘虚而入，并进一步深伏，继而发为尿酸性肾病。西医学对本病的治疗方案较为单一，难以根治，故而对本病的治疗更能彰显中医治疗的特色优势。在用药上，皮师对《黄帝内经》中"间者并行，甚者独行"具有独到见解，对于病因、病位与病机较为复杂的尿酸性肾病而言，可以制方合用，故而在给予汤剂的同时配以黄蔡胶囊，并以汤剂两方交替服用，能达到"并行不悖，休作有时"的效果。

皮师常教育我们对于伏邪所致的尿酸性肾病患者进行治疗时尤当注意医患沟通，诊治时需提前将伏邪疾病的来龙去脉为患者整理讲解清楚，才能得到患者充分的信任。这对于处在学习阶段的青年中医是一个巨大的挑战，一是伏邪为病往往因为深伏于内，故而形之于外的表象并不多，致使疾病的病因不易把握，难以诊断，导致医者辨证论治时犹豫不决，更不用谈及沟通的内容；二是患者服药致伏邪透发之后，多能搅动各症状暂时出现或加重，故常引起患者惊恐，以为医者用药有错，遂停药甚或更访他医。故而医患沟通是治疗本病的一大难点与重点。因此皮师常强调学习尿酸性肾病的治疗要分三步走：首先研习好伏邪致病的相关理论，将尿酸性肾病发展及治疗的全过程了然于胸；再跟名师，多积累尿酸性肾病的临床经验，学习名医如何在临床上辨治伏邪之病；继而多做临床，将自己放在临床的一线上，切身地直观感受伏邪所致的尿酸性肾病。如此便能到达《温疫论》所说的"识得表里虚实，更详轻重缓急，投剂不致差谬，如是可以万举万全"的境界。

（谢麒　整理）

第五章　杂病案

第一节　脱发案

李某，男，46岁，2010年12月22日就诊。主诉：脱发10余年。患者自述10年前无明显诱因出现脱发，未系统治疗，脱发越发严重，现为寻求中医治疗，特来我院就诊。现症：患者精神佳，头发脱落成片，头发瘙痒，心烦易怒，急躁不安，头皮脂溢甚多，头皮屑多，每于洗发时脱发甚明显，纳可，寐差，难以入睡，二便调，舌暗红、少苔，脉弦细数。西医诊断：斑秃。中医诊断：油风（血虚风燥证）。治法：养血荣发。处方：①加味四物汤，当归10g，川芎10g，生地黄20g，赤芍10g，鸡血藤30g，桑椹子30g，山药30g，制首乌15g，山茱萸15g。14剂。②侧柏叶100g（水煎洗发，1周2～3次）。

二诊（2011年4月1日）：药后觉头发较前增粗，色泽好转，纳可，少许油脂头屑，寐一般，二便平，舌质淡红苔薄白，脉虚弦。处方：守一诊①方改当归20g，川芎20g，加黄芪10g。28剂。

三诊（2011年6月10日）：患者服上药后脱发情况好转，发根改善，口不干苦，精力尚可，睡眠改善，舌质淡红苔薄白，脉略滑。结合患者既往肝炎"小三阳"病史，调整处方：①守二诊①方去川芎，加红花6g。14剂。②当归10g，生地黄10g，北沙参15g，枸杞子10g，川楝子15g，麦冬10g，茵陈 15g，败酱草 30g。14 剂。复查肝功能。

四诊（2020 年 8 月 20 日）：自觉两鬓头发发白，未脱发，无头屑，头油情况偏多，无头晕，纳可，寐安，易热，易怒，小便色黄，量多，无泡沫。舌红，苔细薄，少津，脉缓。处方：制首乌 15g，桑叶 15g，桑椹子 15g，黄精 30g，补骨脂 15g，熟地黄 10g，丹皮 10g，当归 10g，薏苡仁 15g，土茯苓 30g，刺蒺藜 15g。30 剂。

五诊（2020 年 9 月 18 日）：服药后脱发减少，无头屑，无脱发，无头痛，纳可，寐欠佳，入睡困难，易怒症状缓解，大便日行一次，觉干，小便量平，色黄，无泡沫，记忆力下降，思维较以前不敏捷，舌胖大略有齿痕，苔薄白，脉沉缓。处方：当归 10g，川芎 10g，生地黄 20g，白芍 10g，鸡血藤 30g，桑椹子 30g，制首乌 15g，益智仁 15g，火麻仁 15g，生山楂 15g。30 剂。

六诊（2020 年 11 月 4 日）：服药后白发减少，发质偏粗，无口干口苦，纳可，寐欠佳，情绪兴奋，难以入睡，一般情况下，寐安，小便量平，无泡沫，大便日行 2 次，成形，无挂厕，舌红苔白，脉沉。处方：当归 10g，川芎 6g，熟地黄 20g，白芍 10g，鸡血藤 30g，桑椹子 30g，制首乌 15g，火麻仁 15g，生山楂 15g，红花 6g，茯神 15g，黄精 15g。30 剂。

七诊（2021 年 6 月 8 日）：发白改善，无脱发无头屑无头痛，纳可寐安，小便偏黄，大便日行 1 次，成形，无挂厕，舌红少苔，有齿痕，脉弦数。处方：当归 15g，川芎 10g，熟地黄 15g，赤芍、白芍各 10g，鸡血藤 30g，桑椹子 30g，桑叶 15g，黄精 30g，制首乌 30g，生山楂 30g，茯神 15g，薏苡仁 30g，牛蒡子 15g。30 剂。

【师徒评案】

学生：脱发临床如何辨证施治？

老师：脱发在中医学属于"发落""蛀发癣""头风""斑秃""油风""鬼剃头"等范畴，是临床上的一种难治性皮肤病，目前西医对于该类疾病缺少有效的治疗手段。对于该病病因病机，中医学认为"发为肾之候"，"肾藏精，其华在发，肾气衰，发脱落，发早白"，肾精亏虚，则发堕须白，发而为病。清代《冯氏锦囊秘录》认为"发乃血之余，枯者，血不足也"，肝藏血，肝血充足，则血盈发荣。精血同源，相互转化，由此可见，毛发与肝肾密切相关。《诸病源候论·毛发病》云："若血气衰弱……故须发秃落。"阴血暗耗，精血亏虚，发无以为养，又血虚，风从内生，头皮瘙痒。《脾胃论》云："百病皆由脾胃衰而生也。"指出了先天脾胃功能失常是许多疾病发生的原因，对于脱发也是如此。当代人喜食肥甘辛辣之品，损伤脾胃，湿热内生，熏蒸皮毛，固发脱落。《丹溪心法》认为："有诸内者，形诸外"，头发生长和脏腑气血关系密切。脱发之证，应以脏腑亏虚为"本"，尤其是脾肾精血亏虚为主，以风邪、痰湿、血瘀邪气阻滞为"标"，脱发的临证治疗上，应以健脾补肾填精养血为主，采用健脾生血方用八珍汤，填精养血方用六味地黄汤合四物汤，肝肾不足用一贯煎合七宝美髯丹，恢复脾肾先后天之功能，促进头发生长，并改善患者其他疾患。针对风邪养血祛风，血行风自灭，方用消风散；针对痰湿健脾燥湿生血，脾运则湿化，方用参苓白术散；针对血瘀和血化瘀，行气养血化瘀，方用通窍活血汤。本案患者头发脱落成片，头皮发痒，心烦易怒，急躁不安，舌红，少苔，脉弦细数，为血风燥证，方用四物汤和六味地黄丸加减，加鸡血藤活血补血，制首乌补肝肾、益精血、乌须发，《江西草药》："通便，解疮毒；制熟补肝肾，益精血。"桑椹子补血滋阴，生津润燥，《滇南本草》："益肾脏而固精，久服黑发明目"。二诊时，患者头发脱落好转，光泽度好转，强化养血之力改当归、川芎20g，另外加黄芪10g补气生血，《本草新编》曰"黄芪用之于当归之中，自能助之以生血也……血药生血其功缓，气药生血其功速。"三诊时患者查出有"小三阳"，肝肾阴虚，加用一贯煎加减，养肝阴，清肝热，疏肝气。加茵陈15g，败酱草30g清热利湿退黄。四诊是患者因基本不脱发，自行停药，2020年再次因头发白而回院治疗，用二桑四物汤加减，养血益肾，后期脱发和白头发均明显好转。

【传承心得体会】

当代大部分人都长期处在睡眠不足、生活压力过度的生活环境中，情绪易紧张，会进一步导致精血的亏虚，中医认为"发为肾之候"，肾藏精，头发有赖于肾精滋养。《素问·上古天真论》曰："丈夫五八，肾气衰，发堕齿槁。"肾气其荣在发，肾气亏虚，则发堕。头发需要依靠肾精滋养、肾气激发而生长。而"发为血之余"，头发的生长又与气血密切相关。因此在临床治疗时，需补肾填精养血，重视补肾在脱发中的运用。脱发与情绪密切相关，平时调护需要劳逸结合，保持好心情，睡眠充足，营养也需要均衡摄入。

（李天盛　整理）

第二节　乳糜尿病案

何某，男，57岁，于2013年8月29日初诊。主诉：间断性蛋白尿15年余，伴乳糜血尿6个月。1998年发现蛋白尿后反复发作，未系统治疗。6个月前劳累后出现乳糜血尿未予以处理，现加重特来我院就诊。既往身体健康，否认食物药物过敏史。刻下症：尿液有乳糜块状物混有血色，劳累后加重，尿无力，有下坠感，尿量中，少许泡沫，偶有尿急尿频，小便时不痛，无灼热感，无尿分叉，无夜尿；腰酸痛，易疲劳，乏力；晨起口甜，无口干苦；素畏寒怕冷；食欲不佳；寐安；大便日行1次，质软成形，稍挂厕；舌淡红，苔白腻，稍有齿痕；脉弦细无力略滑。辅助检查示肝功能、血脂正常；尿常规：尿白蛋白（+++），白细胞368.1；尿乳糜测定：(+)。西医诊断：乳糜尿。中医诊断：膏淋。证属脾肾亏虚，清气不升。治宜补脾益肾、分清泄浊。方拟补中益气汤加减。处方：黄芪30g，党参15g，白术10g，陈皮6g，升麻10g，柴胡10g，甘草6g，当归20g，川芎20g，五爪龙30g，鸟不宿30g，槟榔15g。连服14剂。复查尿常规和乳糜尿测定。

二诊（2013年9月13日）：服上药纳食好转，仍有小便浑浊，偶有乳糜血块，肉眼可见血尿，尿量可；眼睛疲劳，左侧腰腹部胀，有沉重感，下午加重；纳寐可，无盗汗；大便日行2次，大便不成形；舌淡红略胖，中有裂纹，边有齿痕，苔厚白偏黑；脉弦滑无力。检查尿常规：尿白蛋白（+++），尿隐血（+++），红细胞（++）。尿乳糜测定：（+）。处方：①守一诊方，加海藻30g。②安肾聚精汤加减：党参15g，黄芪30g，五味子6g，芡实30g，鸟不宿30g，桑螵蛸10g，海螵蛸10g，红花6g。两方各14剂交替服用。

三诊（2013年10月11日）：自觉服上药后较前好转，未行检查。守二诊两方，各14剂交替服用。

四诊（2013年11月11日）：自述小便浑浊度减轻，现小便偶泡沫较前减少，偶带血丝；胃部痞闷胀满，嗳气后可缓解，口中黏稠，喉咙干黏，晨起尤甚，口不干不苦；偶感乏力；大便成形，稍挂厕；舌暗红，苔黄腻，中有裂纹；脉滑数。检查尿常规：红细胞（+），白细胞（+）。尿乳糜测定：（+）。处方：①守二诊①方。②三仁汤加减：杏仁10g，白豆蔻（后下）10g，薏苡仁30g，厚朴10g，通草6g，滑石粉（另包）10g，淡竹叶10g，法半夏10g，丹参15g，泽兰15g，鸟不宿30g，红花5g。两方各14剂交替服用。

五诊（2013年12月9日）：精神较前好转，未见明显不适，小便清，劳累后仍有小便浑浊，舌淡红，苔薄白，脉细滑。检查尿常规：尿白蛋白（－），红细胞（+），白细胞（+）。尿乳糜测定：（+）。处方：①守二诊①方。②守四诊②方，加佩兰15g。两方各14剂交替服用。

六诊（2014年1月8日）：精神可，小便可见少许泡沫，无明显频急痛感，小便尚清，余症平。守上二方。各20剂交替服用。

七诊（2014年2月26日）：精神差，易疲劳，偶有胸闷，腰酸，纳寐可；阴囊潮湿，大便日行1～2次，质软。舌质暗红，苔白少，脉细滑。检查：尿白蛋白（+），尿隐血（+），红细胞（+）。尿乳糜测定：（－）。处方：①三草地黄汤加减：墨旱莲15g，仙鹤草30g，车前草30g，山药15g，山茱萸15g，生地黄10g，牡丹皮10g，泽泻10g，土茯苓30g，川芎15g，杜仲10g，诃子15g。②萆薢渗湿汤加减：萆薢10g，乌药10g，石菖蒲10g，海藻30g，槟榔30g，党参15g，鸟不宿30g，郁金15g，枳壳15g，五爪龙30g，荸荠30g。上两方各14剂，交替服用。

八诊（2014年3月27日）：神志清，精神可，仍有倦怠疲乏感，纳寐可，大便平，小便尚清，舌质淡红，苔薄白，脉细弦。检查尿常规：尿白蛋白（－），尿隐血（－）；尿乳糜测定：（－）。处方：①补中益气汤加乌梅6g。②守七诊②方。两方各14剂交替服。

九诊（2014年4月15日）：神志清，精神可，劳累后乳糜尿发作一次，休息后消失，余未见明显不适。检查尿常规：尿白蛋白（－），尿隐血（－）；尿乳糜测定：（－）。处方：①贞芪扶正胶囊（每日三次，每次4粒），合用知柏地黄丸（每日三次，每次10粒）。②香砂六君子丸（每日三次，每次10粒）。合用归脾丸（每日三次，每次10粒）。后期随诊8年，在过度劳累后乳糜尿偶有出现。

【师徒评案】

学生：如何从中医学的角度认识乳糜尿？

老师：乳糜尿是一种尿液常呈乳白色的慢性顽固性病症，亚洲国家多发，由寄生虫或非寄生虫，如淋巴管炎、损伤、肿瘤等因素破坏淋巴系统所致。乳糜尿属于中医学"膏淋""尿浊"范畴，以小便浑浊、白如泔浆为主症。究其病因，历代医家多责之于脾肾亏虚谷气下流、膀胱湿热清浊不分。正如《灵枢·口问》曰："中气不足，溲便为之变。"中焦脾虚，谷气下流，溲便为之变，易致本病。《丹溪心法》亦云："真元不足，下焦虚寒，小便白浊，凝如膏糊。"下焦肾脏虚寒，精微漏泄失固可致膏淋。《医碥·杂症》："膏淋，湿热伤气分，水液浑浊如膏，如涕，如米泔。"膀胱湿热，清浊不分致尿如米泔。乳糜尿发病多与患者素体亏虚、喜食肥甘厚腻、脾肾虚损失固、膀胱湿热内蕴有关。其病性本虚标实，虚实夹杂，脾肾亏虚为本，湿热、浊毒为标；病势由实转虚，由虚致实，久病则虚实错杂；病位在肾和膀胱，以脾肾为本；乳糜尿病程迁延，其病机不离"虚、湿、毒"；表现在小便浑浊白如泔浆；在临床中以"治虚"为要，兼顾"治湿""治毒"。

本案患者年老，素体衰，病程长，有乳糜尿、血尿、蛋白尿三症并病，大量蛋白及红细胞等人体精微物质长期漏泄，导致脏腑失养，脾肾亏虚，生化无源，又加重病情，使患者越发虚损。故初诊时患者尿液有乳糜块状物混有血色，劳累后加重，尿无力；下坠感，腰酸痛，易疲劳，乏力；晨起口甜；素畏寒怕冷；食欲不佳；舌淡红，苔白腻，稍有齿痕；脉弦细无力略滑，一派中焦脾气亏虚之象。而脾胃为后天之本，虚体虚甚，邪尚不盛，当先固护脾胃，待其正气来复，耐受攻伐时，再祛邪。故前三诊，先以补中益气汤加减补中益气，升阳举陷，后再加用安肾聚精汤益气化瘀，固肾填精，补后天脾胃以期气血生化有源，调先天以期益气固肾填精，精微生化有源，又止其漏泄，兼治久病生瘀。两方交替服用，共而奏之，则脾统摄有权，肾封藏有司，清阳得升，浊阴得降，升降有法，病本得固。四诊始，患者口中黏稠，喉咙干黏，晨起尤甚，口不干不苦；舌暗红，苔黄腻，中有裂纹；脉滑数。患者正气现已不虚，邪气稍盛，耐受攻邪，故用三仁汤加减与萆薢渗湿汤加减两方交替服用，共起清利湿毒、宣畅气机、化浊祛瘀之效。八诊时邪气已去，病情转好，继续用补中益气汤调补后天，再换用三草地黄汤益肾填精，补益先天，止血三草凉血止血兼顾血尿，补脾益肾交替，补泄交替，用法精妙。九诊乳糜尿转阴，病情稳定后以贞芪扶正胶囊、知柏地黄丸、归脾丸和香砂六君子丸四味中成药资固脾肾先后天之本，补气益肺固表防复发。

【传承心得体会】

乳糜尿患者素体虚，易感邪毒，初期虽然以湿热证为多，但今世之医过用寒凉，今世之人又食宿复杂，以妄为常，邪易伤脏，病久脏腑又进一步亏虚，导致疾病迁延难愈，虚实错杂，故临床多见虚实错杂的复杂症候。对于虚实夹杂病症，一定要先辨证清楚轻重缓急，不可一味补益或攻伐，"间者独行，甚者并行"，抓住重点，灵活变通。乳糜尿其病位虽然在肾与膀胱，但以脾肾为本，皮师认为乳糜尿其病机不离"虚、湿、毒"，治疗复发性乳糜尿时要抓住脾肾亏虚这一关键，将补脾益肾贯穿整个治疗始终的同时，也应将解毒祛湿、除湿泄浊等治法灵活交替，辨证施用在乳糜尿的治疗中，从整体出发，调整脏腑功能，控制疾病。

（李天盛　整理）

第三节　血精证病案

刘某，男，31 岁，职员，2020 年 11 月 18 日初诊。主诉：精液伴血丝 3 月余。3 个月前房事后精液出现褐红色血丝，伴射精痛，2020 年 8 月中旬在某大学某附属医院就诊，诊为精囊炎，服头孢地尼，左氧氟沙星，效果不佳。后 2020 年 9 月 14 日于某中医院就诊，精液镜检见大量红细胞。尿常规：隐血（－）、酮体（－）、蛋白质（－）。现症：精液中有褐色血丝，腹股沟胀痛，情绪不佳及射精时加剧；腰酸胀痛，喜按，口干无口苦，易怒，纳可，平素喜辛辣，纳时易汗，寐浅易醒，大便日行 1 次，稍质硬难解，稍挂厕，小便稍黄热，无泡沫；舌红苔滑腻，脉弦滑稍数。西医诊断：精囊炎。中医诊断：血精，气滞湿阻证。治则：方以四逆汤合四妙散加减。处方：黄柏 10g，苍术 10g，川牛膝 10g，炒薏仁 30g，柴胡 10g，赤芍、白芍各 10g，甘草 6g，枳壳 10g，蒲公英 30g，荔枝核（打碎）15g，槐花 10g。15 剂（日 1 剂，早晚煎服，清淡饮食）。

二诊（2020 年 12 月 7 日）：服上药后精液带有褐色血丝改善，腰酸胀痛，口干口黏，纳可，寐一般，易醒，夜间出汗。大便日行一次，质稍硬难解，小便略频，稍不通感，色稍黄，舌红少苔，脉细数稍滑。处方：①守一诊方加白花蛇舌草 30g。7 剂。②知母 10g，黄柏 10g，生地黄 10g，山药 15g，山茱萸 15g，泽泻 10g，牡丹皮 10g，土茯苓 30g，小蓟 15g，仙鹤草 30g。8 剂。

三诊（2020 年 12 月 23 日）：服上药后精液未出现血丝，两少腹胀痛，左侧明显，晨痛甚，腰酸不痛，纳可，寐安，大便日行 1 次，质软易解，不挂厕，小便较前通畅，色淡黄，夜尿 1 次，舌暗红，苔薄稍黄腻，脉沉。处方：①守二诊①方，加三七粉 3g。7 剂。②守二诊②方。8 剂。

四诊（2021 年 3 月 10 日）：因精血改善未巩固疗效自行停药，近 1 周精液出现一次少量血丝，少腹稍胀痛，腰稍酸痛，纳可，口干口黏，寐近差，易醒，难再睡，大便日行一次，不成形，挂厕，尿稍等待，夜尿 3 ~ 4 次，无泡沫，舌淡红，苔薄白稍黄，脉弦细稍滑。处方：①守三诊①方。15 剂。②守三诊②方，加天冬 6g，党参 15g。15 剂。

五诊（2021 年 3 月 28 日）：精液中未出现血丝，腰酸痛未发，少腹稍隐痛，喜按，纳可，口干口黏，寐安，大便日行一次，成形，偶挂厕，小便平，舌暗红，少苔，脉细弦。复查精液常规示无血细胞，无细菌感染。处方：牡丹皮 10g，栀子 10g，柴胡 10g，赤芍、白芍各 10g，当归 10g，土茯苓 30g，白术 10g，薄荷 10g，生地黄 10g，山药 10g，山茱萸 10g，泽泻 10g，炙甘草 6g，白花蛇舌草 30g，川楝子 10g。15 剂。

后随诊 1 年血精情况未再复发。

【师徒评案】

学生：血精的病机是如何形成的？

老师：血精是一种以精液中夹有血液为临床表现的疾病。"血精"病名由著名医家巢元方首次提出，见于《诸病源候论·虚劳精血出候》："肾藏精，精者血之所成也。虚劳则生七伤六极，气血俱损，肾家偏虚，不能藏精，故精血俱出也。"并指出血精的病因病机是肾失藏精。血精病因或热入精室，或脾肾气虚，血失统摄。其病位在精室。病机为精室血络受损，血溢脉外，随精并出。血精的治疗应以止血为原则，或凉血止血，或养血止血，或益气止血，或祛瘀止血，根据患者病情灵活选法。本案患者精液中褐色血丝，腹股沟胀痛，情绪不佳及射精时加剧；口干易怒，喜辛辣，小便稍黄热，无泡沫；舌红苔滑腻，脉弦滑稍数。患者素喜食辛辣厚味之品，情绪多易怒抑郁，内外火热交加，导致湿热流注下焦，熏灼精室血络，迫血妄行，精血同下，发为本病。故一诊时予四逆散合四妙散加减清热燥湿，解郁化火，凉血止血。二诊患者因房劳过度，耗伤阴精，阴虚火旺，与湿热之余邪共同为病，加用知柏地黄汤加减，交替服用，湿火与虚火同调。五诊时患者精液中未出现血丝，腰酸痛未发，少腹稍隐痛，喜按，纳可，口干口黏，舌暗红，少苔，脉细弦。湿热已清利，热病多伤阴，虚火之邪尚余，故用滋水清肝汤加减滋阴清热、养血疏肝。此处是由六味地黄丸合用丹栀逍遥散加减而来，方中六味地黄丸三补三泻滋补肝肾，填精益髓；配以丹栀逍遥散疏肝养血，清热敛阴，其奏滋补肝肾，清热疏肝凉血之效。"法于阴阳，和于术数，饮食有节，起居有常，不妄作劳，故能形与神俱，而尽终天年，度百岁乃去"。医师要劝诫患者养成良好的生活习惯，血精的发生发展都和生活作息习惯息息相关，未病时，应房事有节，规律地过性生活，避免过食辛辣厚腻。已病时，暂停房事，禁酒，忌辛辣刺激之品，畅调情志。

【传承心得体会】

本病患者因喜食肥甘厚腻，化湿蕴热，湿热之邪蕴结下焦，灼伤血络。湿热之邪不去，精中之血不止，抑或邪气潜伏，与时令之气感触即发，故治疗此病时清热祛邪必尽，在本案中运用四妙散清热祛湿贯穿前期治疗，直至湿热之象已去。然"炉烟虽熄，灰中有火"，湿热之象虽然已去，更有甚者出现热退身凉之象，但是炉中之灰仍有星星之火，不可即刻使用温性的补益之药，否则热势复燃。此时当用滋阴清热之法，结合病情此处选用知柏地黄汤、滋水清肝汤配合四妙散清热祛湿，滋阴又不碍湿，清热燥湿不伤阴。

（李天盛　整理）

第四节　顽固性泄泻案

李某，男，24岁，学生，2021年10月13日初诊。主述：反复稀便3年，加重伴便次增多1个月。现病史：患者自述平素卧时贪凉，嗜食冷饮，3年前夏季饮食冰饮后出现大便稀，每日4～5行，伴低热，腹痛，反酸，纳食减少，自行服用抗生素后缓解。之后稀便反复发作，服用香砂六君子丸可改善，停药复发。2020年10月于当地医院行胃肠镜示：非萎缩性胃炎。无明显异常未予以治疗。近1月黎明时脐周疼痛，泻后痛减；肠鸣泄泻，每日5～6行，遇寒泻重，完谷不化。现为寻求中医系统治疗，特来我科就诊。现症：黎明时脐周疼痛，泻后痛减；肠鸣泄泻，每日6～7行，遇寒或情绪不佳时泄泻加重，完谷不化，矢气频繁；形寒肢冷，形体消瘦，面色㿠白，性欲低下，腰酸畏寒，喜温喜揉，嗳气纳少，寐一般，肢冷难暖；小便清长。舌淡胖嫩有齿痕，舌苔白腻稍厚，脉沉细弱。辅助检查：胃肠镜示非萎缩性胃炎。西医诊断：腹泻。中医诊断：泄泻（肝郁脾虚，阳虚寒凝）。治法：疏肝理脾，温阳散寒，固肠止泻。方剂：自拟神君痛泻加减。补骨脂15g，肉豆蔻15g，吴茱萸6g，五味子10g，党参15g，茯苓30g，苍术10g，炙甘草6g，炒防风10g，炒白芍30g，炒白术10g，陈皮15g。7剂（每日1剂，早晚煎服）。另嘱患者清淡饮食，忌生冷辛辣刺激等物。

二诊（2021年10月20日）：服上药后腰畏寒肢冷明显改善；黎明前仍泄泻，脐周疼痛，完谷不化；腰酸明显，矢气频繁；嗳气纳少，寐一般，小便清长；舌体胖大略有齿痕，舌淡红苔白腻，脉沉细。处方：①守一诊方，加熟地黄10g，山茱萸10g。30剂（每日1剂，早晚煎服）。另嘱患者清淡饮食，忌生冷辛辣刺激等物。

三诊（2021年11月17日）：患者述服上药后大便次数减少，大便始成形。黎明泄泻好转，偶有受凉后脐周痛，少许不消化食物；纳尚可，寐安；舌淡红有齿痕，苔白腻；脉沉稍细尚有力。处方：①守二诊方。②参苓白术散加减：党参15g，茯苓30g，白术10g，陈皮10g，芡实30g，炙甘草6g，山药15g，莲子10g，桔梗10g，砂仁（后下）6g，炒薏苡仁15g，葛根30g。各7剂（两方交替，每日1剂，早晚煎服）。

四诊（2021年12月1日）：药后泄泻基本消失，黎明前泄泻偶作，腰膝酸软、小便清长等症明显好转，舌淡红，苔白稍厚，脉沉有力。药已对症，处方：①守三诊①方。②守三诊②方，加藿香10g。各7剂（两方交替，每日1剂，早晚煎服）。

五诊（2022年12月15日）：大便成形，每日1行，未见明显不适，食纳可，睡眠可，舌淡红，苔薄白，脉沉有力。改用中成药四神丸加参苓白术丸调服2月即可。随诊六个月未复发。

【师徒评案】

学生：在这个病案中如何体现"胃为肾之关"？

老师：肾泻，又被称为五更泻、鸡鸣泻等，指黎明前鸡鸣时腹痛作泻，泻后则安，伴有腰膝酸软、畏寒肢冷、神疲乏力等命门火衰的表现，是老年人的常见病之一，亦可见于青少年。究其病因病机，《素问·金匮真言论》曰："鸡鸣至平旦，天之阴，阴中之阳也，故人亦应之。"认为平旦鸡鸣五更时分正是阴寒内盛，阳气萌发之际，为阴中之阳。如果素脾肾阳虚，五更时则更甚。肾阳亏损，不能温煦脾土，纳运失司，清阳不升，清气在下，水谷不分，清浊不别，易生飧泄。"胃为肾之关"，脾肾阳虚，肾开合无权，又五更阴寒内盛，阳气萌发，属阴中之阳，阳虚更甚，故泻下不止。因此久泻命门火衰，不能专责脾胃，治宜温肾补脾，涩肠止泻，常以四神丸为基础方，根据临床症状，灵活温肾补脾，固涩止泻。《古今名医方论·卷四》记载四神汤："五味子散君五味子之酸温，以收坎宫耗散之火，少火生气以培土也；佐吴茱萸以辛温，以顺肝木欲散之势，为水气开滋生之路，以奉春生也。……二神丸是承制之剂，五味子散是化生之剂也，二方理不同而用则同，故可互用以助效，亦可合用以建功。合为四神丸，是制生之剂也，制生则化，久泻自瘳矣。"本方君臣佐使配伍精妙，共成温肾暖脾，涩肠止泻之功。本案中患者初诊时黎明脐周疼痛，泻后痛减；肠鸣泄泻，日6～7行，形寒肢冷，面色㿠白，性欲低下，腰酸畏寒，喜温喜揉，小便清长，为肾阳亏虚之状。泄泻，嗳气纳少，形体消瘦，舌淡胖嫩有齿痕，舌苔白腻稍厚，为脾阳虚的表现，痛泻情绪不佳加重，泄后痛减，加之患者平素焦虑，为肝郁不舒的表现。因此中医诊断为泄泻，辨证为肝郁脾虚，阳虚寒凝。治法为疏肝理脾，温阳散寒，固肠止泻。方剂用自拟神君痛泻汤加减。补骨脂15g，肉豆蔻15g，吴茱萸6g，五味子10g，党参15g，茯苓30g，苍术10g，炙甘草6g，炒防风10g，炒白芍10g，炒白术10g，陈皮15g。此方乃四神汤、四君子汤和痛泻要方加减而来。四神汤温肾补脾，固涩止泻；四君子汤健脾益气，化湿止泻；痛泻要方舒肝理脾止泻。重点治肾，兼顾肝脾，三脏同调，气化复常，关门得利，中焦得运，共起止泻之功效。二诊时患者腰畏寒肢冷明显改善，仍腰酸、黎明脐周痛。虽以四神丸温肾助阳止泻，然阳损及阴，阴伤则阳无以生，肾虚而失闭藏，关门不利，泄泻无度。故加用熟地黄和山茱萸以养阴补肾，益精填髓，阴长阳生，阳固阴藏，关门自利，泄泻自止。

三诊考虑患者肾气渐充，胖大齿痕舌乃脾虚湿胜之象，故加用参苓白术散健脾渗湿止泻，两方交替。四诊服药后泄泻渐止，肾气渐充，关门开合有度，守方继调。五诊已痊愈，改汤为丸，用四神丸合参苓白术丸缓补脾肾，强化巩固，预防复发。

【传承心得体会】

"肾者胃之关"，著名医家张介宾在《类经》注释："关者，门户要会之处，所以司启闭出入也。肾主下焦，开窍于二阴，水谷入胃，清者由前阴而出，浊者由后阴而出，肾气化则二阴通，肾气不化则二阴闭，肾气壮则二阴调，肾气虚则二阴不禁，故曰肾者胃之关也。"肾胃密切配合，关门得利，水谷运化有常，二便启闭有度，否则关门不利二阴不禁，病于后阴则发为肾泻。肾泻在临床中很常见，与脾（胃）肾两脏关系密切，倘若单健脾，则土旺而克水；倘若单温肾，则水旺而侮土，难免再伤脾肾之虚阳，难以治愈肾泻，故需脾肾同调。本案以此法取效，启示我们日后临床应谨守病机，抓主症，顾兼症，脾肾同调，间者并行，甚者独行，两方交替，圆机活法，方为治病之道。

（李天盛 整理）

第五节 膀胱炎案

陈某，男，36 岁，个体。2017 年 5 月 26 日初诊。主诉：尿频、尿急反复发作 7 年余。现病史：患者诉 7 年前无明显诱因出现尿频、尿急、尿痛，在某医院行膀胱镜确诊为腺性膀胱炎。曾陆续在某肿瘤医院行经尿道膀胱肿瘤电切术（TURBT 手术）4 次（末次 TURBT 术为 2017 年 5 月 19 日）。每次术后"膀胱刺激征"仍明显。2017 年 4 月膀胱镜检查示：膀胱炎？尿道黏膜光滑，三角区见大量炎性滤泡，膀胱颈光滑。现精神较差，尿频、尿急，尿不尽，略有尿道灼热，无肉眼血尿，劳则加重，夜尿 4 次，尿时欲解大便，伴腰酸坠胀，无腰痛，无恶寒发热，无口干口苦口黏，食纳无味，多食则胃脘胀，夜尿 4 次，醒后入睡难，大便日 1 行，成形、不干，尚畅，舌质红偏暗，苔黄厚略腻，脉弦涩偏弱，尺沉。我院尿常规：蛋白质（＋），潜血（＋＋＋），红细胞 4950 个，白细胞：182 个；肾功能正常。西医诊断：腺性膀胱炎术后；中医诊断：淋证。证候：湿热瘀蕴结下焦，膀胱气化不利为主，兼有脾肾不足。处方（五淋散加减）：丹参 15g，赤芍 10g，白芍 10g，川芎 10g，云茯苓 30g，白术 6g，炒泽泻 15g，生甘草 10g，炒栀子 10g，马鞭草 30g，茜草 10g，木瓜 30g。15 剂。

二诊（2017 年 6 月 12 日）：精神欠佳，腰部酸坠，尿频、尿急略有缓解，仍有尿不尽、尿道灼热，小便黄，夜尿 3 次，尿时欲解大便缓解，口稍干，食欲同前，夜寐稍缓解，大便平，舌、脉如前。尿常规检：蛋白质（－），潜血（＋＋），红细胞 460 个，白细胞 78 个。证候：湿热瘀留恋，中气不足，脾虚气陷，膀胱气化失权。处方（补中益气汤加味）：①党参 15g，黄芪 15g，白术 10g，炙甘草 6g，升麻 10g，柴胡 10g，当归 10g，陈皮 10g，马鞭草 30g，茜草 6g，木瓜 30g，川杜仲 20g。15 剂。②桂枝茯苓丸：126 粒，共 4 盒（每次 10 粒，每日 3 次）。

三诊（2017 年 6 月 26 日）：精神转佳，尿频、尿急明显减轻，仍有尿不尽、尿道灼热，小便转淡黄，夜尿 2 次，尿时欲解大便一症已除，腰酸坠胀缓解，口干缓解，食纳转佳，饭后胃脘胀缓解，夜寐可，大便平。舌质淡红，苔黄减轻，稍厚腻，脉弦涩，尺沉。尿常规：蛋白质（－），潜血（＋＋），红细胞 47 个，白细胞（－）。处方：①守二诊①方，加续断 30g。15 剂。②桂枝茯苓丸：126 粒，共 4 盒，用法同前。

四诊（2017 年 7 月 14 日）：精神可，尿频、尿急、尿不尽、尿道灼热、腰酸坠胀基本缓解；纳、寐可，大便平。舌质淡红，苔略黄，脉弦略涩，尺偏沉。尿常规：蛋白质（－），隐血（±），红细胞 29.2 个，白细胞（－）；膀胱镜检查示：膀胱炎？尿道黏膜光滑，三角区见少量炎性滤泡，膀胱颈光滑。处方：①补中益气丸：200 粒，共 6 盒（每次 10 粒，每日 3 次）；②桂枝茯苓丸：126 粒，共 8 盒，用法同前。

【师徒评案】

学生： 本案中为何在疾病中后期予桂枝茯苓丸治疗？

老师： 患者尿频急，尿道灼热，舌质红，苔黄厚略腻，为湿热蕴结下焦，膀胱气化不利之证，舌质偏暗，脉弦涩为兼有瘀血之证。精神欠佳，腰酸胀、坠胀，食纳无味，多食则胃脘胀，尺脉沉为久病中气不足，脾肾两虚，膀胱气化失权之证。根据"间者并行，甚者独行"的治疗法则，初诊患者湿热较重，故用五淋散加减，易散为汤，正所谓汤者，荡也。体现了"甚者独行"，即"急则治其标"。二诊患者湿热减轻，但久病脾肾亏虚，则用补中益气汤加味，久病导致膀胱脉络瘀阻，加用桂枝茯苓丸缓消癥块。经过三次汤剂合丸剂治疗后，诸证有所缓解，遂单用丸药巩固疗效，正所谓：丸者，缓也。体现了"间者并行"，即"缓者治其本"。在此案过程中体现了清热利湿、活血化瘀、补益肝肾三法的交叉灵活运用。在五淋散中，由于患者湿热较重，食欲不佳，恐当归滋腻碍脾，故以丹参15g代之，丹参具有活血调经、清心安神、凉血消痈的功效，《妇人明理论》更有"一味丹参散，功同四物汤"之说；加川芎10g活血行气，祛风止痛，为"血中之气药"，使诸药清而不滞；加白芍10g，与赤芍10g同用，不仅有清热凉血，祛瘀止痛之功，而且还有养血止痛之用；加马鞭草30g，具有减轻血淋、肿痛的功效；加茜草10g凉血止血，活血通经；加木瓜30g舒筋活络，除湿和胃。在补中益气汤中，再加川杜仲20g，续断30g，共奏补肝肾、强筋骨之用。患者经四次治疗后，膀胱刺激征明显缓解，夜尿次数逐渐减少，腰酸胀下坠感基本缓解，纳、寐、精神好转。除症状好转，膀胱镜复查见炎性滤泡明显减少，尿常规检查基本转阴，疗效显著。

【传承心得体会】

目前腺性膀胱炎病因尚不明确，有人认为与膀胱慢性炎症刺激、尿路梗阻有关，属于难治病的范畴，治疗方法很多，大体有手术治疗、药物灌注治疗、放射治疗和生物治疗等，其中经尿道膀胱黏膜汽化电灼并膀胱药物灌注是目前主要的治疗方法，但多数患者在电灼术后短期内症状复发，再加上膀胱灌注出现的刺激，反而可能加重不适症状。皮师认为该病常缠绵难愈，反复发作，所谓"久病及肾""久病入络"，因此在治疗中还加入了补肾的木瓜、川续断、杜仲和通络之丹参、马鞭草及桂枝茯苓丸等，以提高疗效。但对于该病的治疗，一般时间较长，因此必须具有一定的耐心，方能取效。

（刘春林　李福生　整理）

第六节　弱精不育案

姜某，男，31 岁，银行职员，2015 年 2 月 5 日初诊。主诉：结婚同居有正常性生活未避孕 3 年，未育。女方 28 岁，妇科检查无异常。现病史：男方诉性生活时射精不畅，阴茎勃起无力，性欲较差，腰骶、少腹胀痛，偶有腰酸乏力，眼干涩不适，食纳尚可，形体偏瘦，平素感工作压力较大，情绪波动较大，寐差，多梦易醒，间断性出现耳鸣，大便平，小便清，感无力，脉弦细，舌质红。有慢性前列腺炎史，否认其他病史。西医诊断为少精症，诉当地医院予参茸片等温肾壮阳药物调治 2 个月，感服药期间精力好转，性欲增强，但性交时间缩短，射精仍不畅，且出现口干、烦躁、彻夜不眠等症，停药后腰酸软症状加重，余症同前。查体：生殖器外观无异常，双侧附龟头增粗。精液检查报告示：精液量 2.4mL，精子密度 1600 万 /mL，液化时间 20 分钟，a 级 6%，b 级 27%，c 级 49%，d 级 18%，畸形精子 60%。精子形态学检查显示：精子多凝集，小头，卷尾精子较多，畸形率高，活力、成活率偏低，余项正常。依据其病史、临床症状及精液常规结果，结合患者长期精神抑郁，辨证为肝郁气滞，精虚血瘀。治当疏肝补肾，填精化瘀。处方：①拟加味一贯煎，生地黄 10g，北沙参 15g，当归 20g，枸杞子 15g，麦冬 10g，川楝子 6g，仙灵脾 15g，仙茅 15g，荔枝核 30g，枳壳 15g，生谷芽、生麦芽各 30g，水煎 400mL，每日 2 次服用，隔日 1 剂，14 剂。②选五子衍宗丸合鱼鳔胶加味，菟丝子 20g，覆盆子 15g，枸杞子 15g，车前子 15g，五味子 10g，鱼鳔胶 30g（另烊化），沙苑子 20g，桑椹子 30g，枣皮 15g，生地黄 20g，蜈蚣 1 条，水煎 400mL，每日 2 次服用，隔日 1 剂，14

剂服用，与方①交替。并对患者进行心理疏导，安抚其妻。

二诊（2015 年 3 月 26 日）：服药 1 个月后诉腰酸、烦躁感明显减轻，射精不畅感也有所好转。①守一诊方①加五加皮 15g。②守一诊方②去蜈蚣，加蛇床子 15g。煎服法同前。继服两月。

三诊（2015 年 6 月 7 日）：药后各项症状明显好转，复查精液检查报告示：精液量 3mL，液化时间 20 分钟，精子密度 2400 万 /mL，a 级精子 20%，b 级精子 41%，c 级精子 27%，d 级精子 12%，畸形精子 26%。患者信心大增，继以上方加减，并嘱咐患者定期复查，排卵期同房。治疗 5 个月后，夫妇来告知已怀孕，彩超提示胎儿一切正常。

【师徒评案】

学生：弱精者为何从肾论治效果欠佳?

老师：精子的生长发育与肾精亏虚关系密切，肾为先天之本，内藏元阴元阳，是人体生命发育繁殖后代之所在，如《素问·上古天真论》云："丈夫二八，肾气盛，天癸至，精气溢泻，阴阳和，故能有子……七八，肝气衰，筋不能动。八八天癸竭，精少，肾脏衰，形体皆极，则齿发去。"说明肾盛精子溢泻则有子；精气衰、精少而生殖机能衰弱。男性不育的病机主要是肾气虚弱、精血不足。本案通过西医学的检验已明确诊断为"少、弱精症"，且前医治疗虽有疗效，但并非所有的不育症都是单纯的肾虚者，不可一味地盲目温肾壮阳，仍需辨证施治。本例患者辨证为肝郁肾虚，瘀阻精道，选用一贯煎加味疏肝养阴，加荔枝核、枳壳破气散滞，仙灵脾、仙茅益精助阳，生麦芽、生谷芽一升一降以助长生生气。五子鱼鳔胶汤加味益肾填精，化瘀通络，方中菟丝子温肾壮阳，鼓舞肾气以提高生精功能；枸杞子、桑椹子补肝肾之阴，为化生精血提供物质基础；覆盆子、五味子偏于固肾摄精，有养精蓄锐之意；车前子利水窍而闭精窍，泻肾中之虚火，补肾中之精，以防助阳生热之弊，与其他五子相配，相辅相成，加桑椹子、山茱萸补肾固精，生地黄滋阴降火，蜈蚣温阳通络，取金能生水制木之意。效不更方，守方继进，终获全效。

【传承心得体会】

随着时代的变更，社会节奏加快且压力增大，疾病谱亦发生变化，男性不育逐渐成为生殖领域研究的热点，本病的发生发展严重影响患者的身心健康及家庭和谐。而中医药治疗本病历史悠久，经验丰富，男性不育的发生发展是一个动态演变的进程，涉及多脏腑、多系统，其中肾虚为本，肝郁、血瘀、湿热等为标，最终演变为本虚标实，虚实夹杂之证。皮师认为对于本病的治疗一味补肾已不合时宜，情志失调、肝郁不舒已成为本病的关键病机，临证诊治当注重肝肾同治，使得肾精肝血互求互应。除了药物治疗上要侧重于肝，减轻患者焦虑、自卑情绪尤为重要，避免焦虑、恐惧是男性不育的重要非药物疗法。帮助患者正确看待不育以及重视现代化检查手段的辅助作用，积极寻找不育的病因，同时注重情绪、饮食、肥胖等因素对生育的影响，进行针对性治疗。唯有综合辨治，方能快速有效地获得疗效。

（李福生　整理）

下篇　师徒对话

第六章　学术思想

第一节　慢性肾病以"脾肾为本"论

学生：以"脾肾为本"论做何解释？

老师：脾主五脏之气而司运化，肾藏五脏之精而主气化，后天赖先天之温养激发，先天依后天之充养培育，脾非先天之气不能化，肾非后天之气不能生，如《普济本事方·卷第二》曰："肾气怯弱，真元衰劣，自是不能消化饮食，譬如鼎釜之中，置诸米谷，下无火力，虽终日米不熟，其何能化？"脾不健运，气血化生无源，则肾亦不能"受五脏六腑之精而藏之"，故二者生理相关，病理相系。慢性肾病虽病位在肾，然与脾关系却密不可分，大部分慢性肾病患者多因先天禀赋不足，正气虚弱，易招致外邪侵袭，加之后天饮食不节，寒温无制，劳倦过度，致使脾肾两伤，导致本病的发生。正如《诸病源候论》云："水病无不由脾肾虚所为，脾肾虚则水妄行，盈溢皮肤而令周身肿满。"脾肾两脏虚损，致脾纳而不运，气血精微匮乏其源，脾失统摄，无力升清，谷气下注，精微不循常道，精微下陷为蛋白尿、血尿，致肾封藏失司，精微不固，清浊不分，邪毒内留，致使血肌酐、尿酸升高。脾肾虚损，水气不化，聚水为肿。故由此可见慢性肾病以"脾肾为本"。

基于慢性肾病脾肾虚损，气化不及的病机认识，治疗的重要环节是培补脾肾，调整脾肾气化之功用，从而达到退水肿、助生化、别清浊之目的。临床上常拟温补脾肾法，习用实脾饮加味、十全大补汤加巴戟天、补中肾气汤（补中益气汤合肾气丸）、自拟方蛋白尿 2 号方（党参、黄芪、芡实、金樱子、补骨脂、肉豆蔻、仙灵脾、仙茅、桑螵蛸、海螵蛸等）等；温化利水法，习用济生肾气汤、五苓散、苓桂术甘汤等；降浊解毒法，祛蕴于脾肾之实邪，即所谓"祛邪即扶正"，善用三仁温胆汤（温胆汤加杏仁、白豆蔻、薏苡仁）、自拟三仁降浊汤（三仁汤化裁）等，且降浊解毒之剂性味偏于苦寒，只宜适可而止，或且攻且补，交替使用，切不可一味攻伐。

第二节　慢性肾脏病发病"虚、湿、瘀、毒"之病机论

学生：慢性肾脏病发病的病机是什么？

老师：慢性肾脏病以脾肾虚损为本，日久可因虚致实，正如《中藏经》云："肾气虚则水散于皮，又三焦壅塞，荣卫闭格，血气不从，虚实交变，水随气流，故为水病。"慢性肾病日久，可致使三焦气化失司，水谷精微化生输布失常，瘀滞经脉，经久不去，酿生浊毒、瘀血。故提出慢性肾脏病病机"虚、湿、瘀、毒"论。

1. "虚"以脾肾亏虚为本，牵涉他脏

《黄帝内经》有云"邪之所凑，其气必虚"，而虚损日久，必害少阴，伤及五脏，穷则及肾。而肾者主水也，肾气虚则无力制水，水湿反浸渍于脾，水湿困脾，暗耗脾气，健运无力，致使脾肾两虚。肾气亏虚，精微妄泄不固，髓海不充，气化蒸腾无力，如在肺表现为呼吸不调、在心为水火不济、在肝为水不涵木；中焦不足，气血化生无源，气机升降失调，亦无力布散津液濡润他脏，上两者均可导致他脏虚损不足。

2. "湿浊"内蕴，其源有三

湿浊是慢性肾脏病的主要病机之一，常贯穿于慢性肾脏病的始终，其来源有三，一曰虚，二曰瘀，三曰外感。

《素问·经脉别论》有云："饮入于胃，游溢精气，上输于脾，脾气散

精……水精四布，五经并行。"脾肾虚损，失却运化蒸腾之功，水谷不从正化，反聚水为湿，停谷为滞，酿生湿浊；或平素嗜食肥甘生冷之品，长期服用激素制剂，助湿生痰，临证可用平胃散、附子理中汤、参苓白术散等。

《血证论》有云："其血既病，则亦累及于水。"《金匮要略》又云"血不利则为水。"由此可知瘀血阻滞，经脉不利又可致水运行不畅，水血互结，加重湿浊潴留，可用当归芍药散加三草（马鞭草、益母草、茜草）等。

《素问·太阴阳明论》"伤于湿者，下先受之"，现代人嗜冷贪凉，不避风雨，涉水居湿，致使外邪风湿有机可乘，入里缠绵伏而不出。临证可选用羌活胜湿汤、麻黄连翘赤小豆汤等加味。

3."瘀血"内阻，源于虚、湿、郁

慢性肾脏病常久病入络，"瘀血"内阻，其源也有三——虚、湿、郁。

因虚致瘀有四，一者脾虚致瘀，如《血证论》曰："脾其气上输心肺，下达肝胃，外灌溉四旁，充溢肌肉，所谓居中央，畅四旁者如是，血即随之营运不息。"当脾转输气机不利时，可出现瘀血证，常选用归脾汤加丹参、红花；二者气虚成瘀，《读医随笔》"气虚不足以推血，则血必有瘀"，可用加味补阳还五汤；三者阳虚致瘀，《仁斋指直方》谓："气温则血滑，气塞则血凝。"可用当归四逆汤加味；四者阴虚成瘀，阴虚者，脉道不充，血行艰涩成瘀，再者阴虚则虚火煎熬阴液，熬津成瘀，常选用加减复脉汤。

经中有云"孙络外溢，则经有留血"，且《活血化瘀专辑》载："血与水，上下内外，皆相济行，故病血者，未尝不病水；病水者，亦未尝不病血也。"即水病可以及血，血病也可以及水。若水湿壅制三焦，气机受阻，气机不畅则血行涩滞而成瘀。

《杂病源流犀烛·诸郁源流》说："诸郁，脏气病也，其原本由思虑过深，更兼脏气弱，故六郁之病生焉。"脏器虚损不足是郁病发生的根本，加之思虑过度，郁乃生。《灵枢·百病始生》有云："若内伤于忧怒，则气上逆，气上逆则六输不通，温气不行，凝血蕴里而不散，津液涩渗，著而不去。"正

说明情志不调，气机不舒，初病气分，延久及血，血凝成瘀，针对此证型，可选用血府逐瘀汤加减。

4. "毒"邪弥漫，内外之别

慢性肾脏病后期，"毒"邪弥漫，其"毒"有内外之别，"毒"可内生，也可外受。

慢性肾病内毒的产生多与脾肾虚损相关，肾主分清泌浊，脾肾亏虚，无力泄毒，毒邪内积不去，加之脾肾亏虚，三焦气化无力，湿浊不化，蓄积成毒，可选用化裁三仁汤、黄连温胆汤等方。

慢性肾病因外而毒者多因妄用"补品"及有毒药物，《诸病源候论》云："凡药物云有毒及大毒者，皆能变乱，于人为害，亦能杀人。"药物性肾损害已成为慢性肾病发病的一个重要病机，临床上若使用关木通、木防己、草乌等应尤为注意；再者，随着生活水平的提高，很多人以药为食，其中滥用六味地黄丸更是普遍，而现代药理学研究表明六味地黄丸所含的泽泻，若长期服用可致肾小管萎缩，出现肾损伤，我在临床上经常告诫病患不可自行乱服药物，任何药物都具偏性，切记"偏性即是疗效，亦是毒性"。

第三节　多途径治疗与治法交替论；
力推"间者并行，甚者独行"原则

学生：慢性肾病"多途径治疗"与"治法交替论"是什么？

老师：具体内容如下：

1. 多途径治疗

慢性肾病经久不愈，病情错综复杂，既不可单纯扶正，也不可一味攻邪，必须兼顾多脏多腑，祛邪与扶正并行，单纯的汤药制剂已不能满足病情的需要，故提出多途径的治疗方法，如口服汤剂合用中成药制剂、口服汤药合用静脉给药、口服汤药合用保留灌肠，病情较重者常选择口服汤药、静脉给药、保留灌肠三种治疗方法同用，其疗效往往能数倍于单一途径的治疗。临床尚有部分患者可选用针灸、穴位敷贴、中药熏蒸等外治法，亦能获良效。

2. 治法交替

"间者并行，甚者独行"出自《素问·标本病传论》，"间者"谓之多也，相兼也；"甚者"谓之少也，独盛也。原意是指出病症轻浅者，标本兼治；病症急重者，标本单独施治，或本急者治其本，或标急者治其标，治以求之精专，增强疗效。张志聪在《黄帝内经集注》中注解之："间者，谓邪正之有余不足，二者兼于其间，故当并行其治。盖以散邪之中，兼补其正，补正之内，兼散其邪。如偏甚者，则当独行其法，谓邪气甚者，竟泻其邪；正虚甚者，竟补其正，此为治之要道也。"姚止庵在《素问经注节解》注释到："间，病势缓而证多，尚可参用君佐以调治，故云并行；若病之甚者，证危而势急，非简要之药不能治，故云独行也。"

基于上述理论的支持，又考虑到慢性肾病复杂的病机，我提出交替给药的原则，如"补泻交替，扶正祛邪""敛散交替，摄精散邪""养阴温阳交替，平衡阴阳""健脾补肾交替，调整脏腑"等，使药味精专，而奏奇效。如此交替给药，则休作有时，可避免犯"虚虚实实"之戒，无疑是治疗慢性病、疑难杂证等持久战的一种"新战术"。如治疗原发性肾病综合征之低蛋白水肿，常常选用益气养血之十全大补汤合用利水通阳之五苓散；慢性肾炎综合征之顽固性蛋白尿、血尿，常选用益气填精之玉屏五子衍宗丸合用化瘀散滞之血府逐瘀汤；及在慢性肾衰"三仁肾衰泄浊方案"中的养血化瘀之三七粉制剂与通腑泄浊之肾衰泄浊汤的合用，亦是对交替疗法的体现。

第四节 方药择用谨守中药"药性理论"

学生：方药选择应遵守什么原则？

老师：现代药理学对中药药性及药理进行了更为细致的观察与研究，许多中药潜在的功效被挖掘出来，在一定程度上确实能使药物的应用更具指向性。现代药理学对方药的分析过于局部及片面，我们不能把现代药理学的研究结果作为我们中医师选方择药的标准，选方择药仍不能脱离中药的"四气五味"及中医的辨证论治与整体观，但对于西医学我们也不应全盘否定，应该保持选择性吸收的态度，如西医学在生化指标等方面就明显优于中医。对于此，我特别推崇国医大师邓铁涛教授将四诊改为五诊（望、闻、问、切、查）的观点，特别是在慢性肾病的诊治过程中，许多慢性肾病患者早期往往未见任何不适，无证可辨，这时可把实验室的生化指标检查作为辨证的关键参考因素，由此可知，生化指标对于早期肾病患者的诊疗至关重要。我一直致力于中医证型与西医生化指标相关性的研究，并希望从中得出一些规律与结论，以便于后世推广中医药的运用。

第五节　善后调理"重视脾胃"论

学生： 善后调理的原则是什么？

老师：《景岳全书·杂证谟》有云："凡先天之有不足者，但得后天培养之力，则补天之功亦可居其强半。"基于此，我认为慢性肾病患者先天之本既损，唯有调理脾胃始有出路，脾胃为气血生化之源，气机升降之枢，以后天可补先天，温脾阳亦能在一定程度上补肾阳，故应强化后天之本以维持脏腑正常的功能活动；另外肾虚湿浊不泄反留，湿浊属阴，其体为水，有抑火、灭火之势，唯土能制之，脾能散精微而运湿浊，故调理脾胃可达升清降浊的目的，与慢性肾病本虚标实的复杂病机甚为契合。故慢性肾病调理脾胃，使后天资生有源，中气斡旋得复，则气机可畅，阴阳得平，所以治疗慢性肾病尤应重视脾胃或胃气。

"有胃气者生，无胃气者死"，慢性肾病肺卫亏虚，藩篱不固，增强抵抗力、防止外感病须借助胃气，因胃气为卫之本，卫气来源于中焦，胃气强者卫气始固。故提出"未病和脾，已病理脾，善后益脾"的原则，即病轻、病缓、"无症可辨"时则治本调脾胃；病重、病急时，健运脾阳更当固护脾胃；病之后期、恢复期，防外感、复正气亦当助益脾胃，因此固护脾胃应贯穿于整个慢性肾病的治疗过程中，临证时常选用参苓白术散、玉屏风散、桂枝汤、补中益气汤等类方加减。

第七章　皮持衡中医教育思想

第一节　坚持中医的理想信念

学生：如何坚持中医的理想信念？

老师：理想信念是中医教育之魂。中医教育的根本，就是要牢固树立热爱中医、献身中医的理想，坚定中医的信念。一个人一旦选择了中医之路，就要头也不回地一步一步坚定走下去，才能到达理想的境界。但是理想的曼妙和现实的骨感往往会形成强烈的对比，中医是一种实在的文化存在，不是诗性的远方，不是浪漫者的天堂，中医的博大精深及临证的错综复杂，难免会使一些人望洋兴叹，摸不着头脑，寻不到津涯，乃至理想动摇，信念迷茫，中途生变，足下的路也就变得迂回曲折，步履艰难起来。至于如何来培养中医的信念，我认为，关键在两点：一是在学医之初的专业思想，二是临证之时的专业精神。

从学医的动机和愿望来说，由于国家对中医事业的重视，中医教育渐为社会所熟识，报考中医院校的人数与日俱增，这当然是中医教育发展的硬表现，但过往的历史也暴露出一些不容忽视的问题。一些新生开课不久就对中医产生了明显的格拒或懊悔的情绪，主要原因是中学阶段所学的知识都是以现代科学为价值取向的，无论是数学、物理、化学，还是语文、历史、地理，憧憬的是现代文明的殿堂，而中医是中华古代文明的延续，起点是两三千年前邈远的岐黄之学，中医药文化大厦固然巍峨恢宏，但"玄冥幽微，变化难极"，那些阴阳五行、五运六气、脏腑经络、气血津液、骨度腧穴等概念范畴都是三千年前的知识语境，甚至连书写的手段都是繁体古文，再加上要背诵的东西太多，《药性赋》《汤头歌》《金匮要略》《伤寒论》经络腧穴等，让不少学生觉得学中医太难，心生畏惧。另外，中西医课程同时教授，西医的解剖、生理、病理、药理，通达明澈，和中医的基础理论、《黄帝内经》、诊断的晦涩难懂，有着鲜明的反差，也使得一些同学心存疑虑，专业思想受到冲击，厌学、转学的事也时有发生。对此，我常以自己当年高考填报工科志愿而录取中医的故事，循循善诱，鼓励学生立志中医，只要思想端正了，志向坚定了，专业学习的困难也就容易克服了。

专业思想只是学习中医的一种内在保证，学成之后能否成为一个坚定的"铁杆中医"，还要取决于是否具有专业精神。《论语》说"知之者不如好之者，好之者不如乐之者。"只有内心真正以从事中医为乐的人，才会在中医事业上有所作为、有所成就。不可否认的是，这些年来，中医队伍的分化、异化现象严重存在，一些人走上临床岗位后，慢慢地与中医渐行渐远，或半中半西，或全盘西化，名为"中医"，不用中药，这根本的原因就是缺乏专业精神。

所谓专业精神，就是要有对专业的敬畏与虔诚，有对于专业的激情与执着，一句话，就是要有对专业的高度自信。医为仁术，"人命至重，有贵千金"，对专业的敬畏，就是对生命的敬畏，对专业的虔诚，就是对患者的精诚。对专业的激情，就是由"知之"到"好之""乐之"的态度。中医是大器晚成，不是速成之品，所谓"板凳要坐十年冷"，就是要有时间的坚守，因而对专业的执着，就是要在平日的诊治中用中医、用中药，心无旁骛，"咬定青山不放松"，要有对中医不离不弃的精神。专业精神的核心要素是对专业的高度自信，没有专业自信就没有对专业的坚守。从大处讲，专业自信就是文化自信。中医药文化作为中华优秀传统文化的典型代表，有着几千年的发展历史，为中华民族的繁衍昌盛作出了巨大贡献，至今仍然显示出旺盛的生命力，成为国家重要的医疗卫生力量，深受老百姓的信任和欢迎。尤其在建设"健康中国"的行动中，中医药正在发挥巨大的作用。这是每一个中医人应引以为傲的精神力量。从小处讲，一技在身，终生受用。更何况，医为仁者，仁者寿，常言说"自古名医多长寿"，仅从"保身长全"的角度看，以医为业又何尝不是安身立命的上乘之策！

总之，夯实专业思想，铸就专业精神，是中医成才的立脚之基，也是中医教育的成功之本。因此，在师承教育中，应特别重视"信念"的传承，要传承发展中医，中医"信念"的传承更为重要。而中医"信念"的传承，第一步首先要信中医，现在我们经常会听到一些反对、谩骂或攻击中医的声音，是因为他们对中医不了解。传统文化和传统中医药养育了我们这个民族，如果没有传统中医药，也就不会有我们的存在；第二步要多用中医，要多临床，多实践，有临床的实际体会，对中医的感情就会一步一步地加深，最后自然会产生中医的"信念"，甚至对中医会有一种由衷的"信仰"。因此中医"信念"的建立是师承教育中的重中之重。

第二节　牢记中医的根本宗旨

学生：中医的根本宗旨是什么？

老师：医学是人学。医学的宗旨不仅是治病济人，救死扶伤，更重要的是守护生命，维持健康。中医对此有着十分深刻的论述。张仲景讲"上以疗君亲之疾，下以救贫贱之厄，中以保身长全，以养其生"。孙思邈称："誓愿普救含灵之苦。""一心赴救，无作功夫形迹之心。"王冰则说："释缚脱艰，全真导气，拯黎元于仁寿，济羸劣以获安者。"张景岳盛赞黄帝岐伯"垂不朽之仁慈，开生民之寿域"。凡此种种，无非强调中医的旨趣，一是要疗疾救厄，一是要保身养生。前者是诊断辨证治已病，后者是养生保健治未病；前者以诊断无误、治疗合理、效果显著为价值追求，后者以预防疾病、维护健康、延缓衰老为目标任务，两者的完美结合，才是中医本来的内涵和应有的境界。

我经常提醒学生要牢记中医的根本宗旨，不要忘了医生的基本责任，切莫把技术当成谋利的手段，"孜孜汲汲，唯名利是务"。

客观地说，时下的医疗环境较之以往确实发生了很大变化，尤其是在商品经济、知识经济、信息经济的冲击下，不同程度地助长了人的贪欲之念，各种赚钱的手段和方法或明或暗地日益影响人们的价值判断。中医行业也不是世外桃源，不可能是一片净土。过度检查，过度治疗，甚至是药品回扣，开大方，开贵方，这些负面的传闻不绝于耳。面对此种浊流，我总是以孙思邈的"大医精诚"告诫勉励学生："医人不得恃己所长，专心经略财物，但作救苦之心，于冥运道中，自感多福者耳。"学生应多行忠恕之道，志存救济，洁身自好，保持良好的医德医风，不唯保持内心的宁静与澄明，也是净化社会风气之一助。

正是基于对孙思邈"大医精神"的理念，作为传道授业的老师，首要一条就是教会学生如何做人，老师要言传身教，传授知识的同时传授为人之道、为学之道，培养塑造学生的人格品质。尤其是学习中医，一方面要求学生具备中国传统文化的底蕴，学习古圣先贤的优良传统；另一方面要求老师在情感、态度、价值观等方面对学生进行引导，用自己的良好品质与精神气质去感化学生，逐渐培养学生积极向上的人格品质，形成正确的价值观、世界观，树立良好的医德观念，促进他们在为医之路上健康成长与发展。

第三节　不忘传承创新的历史使命

学生：如何牢记历史使命？

老师：中医药发展了几千年，有精华，亦有不足之处，如何去继承与发展中医药，是作为一个现代中医人迫切需要解决的问题。近几十年来，西医的普及，致使中医药在指导思想上存在较大的偏差，违背了中医药发展的自身规律，以西医的思维和发展模式来指导中医，使中医药在很大程度上陷入了"削足适履"的困境，严重阻碍了中医药的发展。其实，中医、西医的科学体系不同，文化背景不同，导致了中医、西医理论及方法不同，观察事物的思维方式也截然不同，切不可完全以西医思想来指导中医辨证，更不可以西医标准来评判中医，两者或可以结合，但万万不能用西医的思想来指导中医。

从现状来看，传统中医药的继承是当务之急，中医药有几千年的辉煌历史，蕴含着深邃的哲学智慧，为中华民族的繁衍昌盛作出了巨大的贡献。它的理论体系经历了几千年的验证，尤其注重辨证论治和整体观，所以不能随意地剪裁或嫁接。当前，在"中医现代化"的口号下，很多专家用西医学知识剪裁中医药，或者对中医证候进行标准化、量化、客观化，或者以西医的药理来阐明或解释中药的功能、主治，或者用西医的病名，套用中医的处方作为标准化的治疗……凡此种种，都会使中医药学术与概念产生割裂，从而使中医药的源头模糊不清，如此必然严重障碍中医药的发展。故而全面而系统地传承中医药的基本理论和方法，这才是中医药发展的根本和必由之路。

中医药师承的前提是中医姓"中"，作为一名中医师，首先要掌握系统的中医理论知识，掌握中医的诊疗技能，临证时按中医的思维进行辨证论治，对中医的理论与实践充满着自信，并且要为中医事业的继承与发展奋斗一生，这就是"衷中"，是由衷地姓"中"。我们提倡"衷中参西"，但不能"名中实西"。实际上，无论是中医还是西医，都是以解决患者病痛为主要目的的，二者的目的是一致的，但认识疾病的方法、角度有所不同，短时间内难以互相融合为一体。因此，在传承中医药的过程中，我们必须对中医、西医的长处、特点有一个充分的了解，真正保持中医的特色和优势，使中医的生命之树更加长青不衰。

中西医各有所长，也各有所短，很多时候恰好中医之长正是西医之短，西医之长也正是中医之短。就以"辨病论治"与"辨证论治"来说吧，中医有辨病论治，西医也有辨病论治，从表面上看都是根据患者的病史、临床特点对疾病进行诊断和治疗，但从实质上看却根本不同。西医的辨病论治是建立在近代自然科学发展的基础上的，是以病因学、病理学、解剖学为基础，以实验室检查等为依据的，因而其辨病较为深入、细致、具体，特异性比较强，相应地，治疗的针对性也就比较强。中医的辨病论治是建立在经验的基础上的，几乎完全是以临床表现为依据，而不同的疾病却常常具有相同的临床表现，因此中医辨病就不免显得粗糙和笼统，因而临床上针对性也就比较差，中医的辨病往往是单方、验方的对症治疗。就辨病论治来看，西医的辨病显然比中医的辨病要好。另一方面，中医讲"辨证论治"，西医也有对症治疗，从表面看似乎也有相似之处，但实质上却根本不同。中医的辨证论治是建立在中医的整体恒动观的思想体系的基础之上的。辨证论治是综合、归纳分析有关患者发病（包括临床表现在内）的各种因素和现象而做出的诊断和治疗。中医强调三因制宜，会因地、因人、因时而给予不同的治疗方法，具体情况具体对待，同一临床表现，人不同、地不同、时不同，治疗方法也就不同，把"病"和"人"密切结合成一个整体，因而中医的辨证比较全面、深入、细致、具体，特异性非常强，治疗的针对性也就比较强。而西医的对症治疗，则完全是以单个症状为对象，而相同的症状，常常又有不同的性质，因而西医的对症治疗，也就不可避免地显得简单和机械，这与中医的辨证论治毫无共同之处。同时，西医的辨病虽然有其明显的优越性，但却也有一定的局限性，如在某些地方过多地强调病变局部，相对地忽视整体，常常把"病"和"人"分割开来，在一定程度上存在机械唯物论的观点。再加上西医历史较短，自然科学到今天为止仍然是处于发展阶段，还有很多现象不能用今天的科学理论完全阐明，弄不清的问题还很多，因而在对某些疾病的认识上还不能深入，无法诊断的疾病还很多，因而在对疾病的某些防治措施上，相对来说还显得比较贫乏，束手无策的疾病还很多。

而中医因其"辨证论治"和"整体观"的特点，对疾病的发生、发展、预防、治疗，比较重视人体自身的调节能力，其理论具有朴素的唯物主义辩证观点，辨证论治着重于临床分析，这在某些当前西医还不能做出诊断而无法治疗的疾病上，中医辨证论治的实际临床意义也就显得尤为灵活突出。当然中医也有不足之处，比如我们对疾病的判断只能通过直观来判断，致使对某些疾病的认识存在不十分确切的地方。这就要求互相学习、取长补短。从这点出发，中医不但不能"忌西"，还要"学西""参西"。这也是中医"勤求古训，博采众方""博极医源，精勤不倦"的优良传统。

在中医传承的过程中，大概可以分为三个境界。第一个境界：学我。中医的基础知识和基本技能可以自学，但中医临床思维的建立，必须要在跟老师的临床过程中才能快速地形成。这是第一个阶段的学习，也需要老师不断地传道授业解惑，这个阶段叫"学我"。第二个境界：像我。建立了一定的中医临床思维能力之后，学生就可以开始独立思考、独立临床了，但其临床思路及临床经验的形成，基本上是建立在导师的学术思想基础上，这个阶段叫"像我"。第三个境界：超我。学生站在老师的肩膀上，不断创新，自我提升，最终"青出于蓝而胜于蓝"，这个阶段叫"超我"。在中医传承的过程中，有了这样三个阶段或境界，并以此来指导代教学生，才能真正将中医一代一代传承下去，也才能无愧于学生。

中医是古老的医学，在新的时代，肯定需要创新，要想永葆生机，创新是必不可少的。只有勇于创新才有出路，但创新并不是所谓的闭门造车，或者靠自己的主观臆断去随意地瞎编乱造，而是要注意继承前人优秀的成果，在正确的理论指导下，创新才会显得更有意义。中医的理论非常系统，它不是停留在医术或物质的层面，它是建立在"上知天文，下知地理，中知人事"的基础上，并全面吸收了传统文化中诸子百家的精髓并融会贯通，在此基础上形成了中医的基本理论体系之集大成者——《黄帝内经》。它不仅关注人的身体和疾病，而且全方位关注天、地、人的和谐，不仅关注"形而下"的器，而且更关注"形而上"的道。中医的基本理论具有整体观念和辨证论治的特色。除了中医，目前基本没有能全方位的揭示或突出"整体观念"和"辨证论治"特色的医学理论体系。这是中医的优势和特色，不能丢掉。缺少了这个继承，所谓创新便会成为无源之水、无本之木。所以说，创新是重要的，但是继承更加重要。取其精华，去其糟粕是继承传统文化的原则，同时也应以科学发展的观点和创新精神弘扬继承传统医学。只有既懂得发扬自己的特色，勇于创新，又善于继承前人的传统，才是真创新。

第四节　矢志奋斗贡献的精神追求

学生：您是如何奋斗的？

老师：我从 1959 年考入江西中医学院（现江西中医药大学），从医执教 60 多年。60 年来，我始终坚持"勤于学习、勤于临床、勤于探索、勤于总结"的为医之道，把弘扬发展中医药文化作为自己最高的精神追求，矢志不渝，砥砺前行。

勤于学习。学习既包括课堂上、理论上的学习，也包括社会上、实践中的学习。前者主要是向书本学，后者主要向能人学。理论上的学习，主要是勤读书、多读书、读好书。我年轻时，每天早晚坚持学习四五个小时，很少间断。所读的书可以分为三大类，一是经典，二是名著，三是医案医话。熟读经典，可以通晓医理，掌握中医的思想原则和理论大法，洞彻中医的灵魂，成就个人的气象。但凡《素问》《灵枢》《难经》《脉经》《伤寒论》《金匮要略》《神农本草经》《温病条辨》等经典，我都不知道自己读了多少遍，烂熟于胸，随时取用。多读名家名著，则可以通法要，明大略，掌握医家的思维途径、理论框架或学说体系，从而"辨章学术，考镜源流"，把握中医的发展历程。医案医话，常常是战术技巧的展现，前人经验智慧的结晶，有心者往往能够"以管窥豹"，获得许多有益的启示或精彩的发现。读书当然要得法，要善读书、会读书。要对所读的书，认真思考，深入领会，取其精华，弃其糟粕，真正做到一步一个脚印，扎扎实实地把书读懂弄通。总之，学中医一定要博览群书，只有博览才能触类旁通，举一反三，不断丰富充实自己，最终成为贯通古今、融合异同的大家。

除了书本学习外，实践中的学习也十分重要。要跟名师学、跟同行学、跟患者学。师承是学好中医的捷径之一，跟随名师可以少走弯路，加快成长。尤其要摒弃门户之见，转益多师。"纵观历史，不论是古今名医，多拜名师，方可汇各家之长，才可能成为中医大家"。我要求学生，在随师应诊的过程中，细心观察，虚心好学，揣摩体会，勤思勤问，日积月累，才能得到老师的真传，才能站在老师的肩膀上获得更大的提高。学习的对象除了老师，还有同行能手。同道中经验丰富者不乏其人，多有自己的特色或专长，应虚怀若谷，诚心请教，善于以人之长补己之短，善于以人之智启己之昧。只要肯放下架子，不存门户之见，虚心问道，诚恳待人，互相交流，就能收到互相学习、共同提高的良好效果。不仅如此，还要在日常诊疗中多向患者学习。俗话说："久病成良医。"患者的经历、体验、感悟，乃至用药效果、用药反应等信息，也能为医生明确诊断、调整方案、甚至遣方用药提供帮助。

　　勤于临床。名医都是在临床中成就的，古往今来概莫能外。60多年来，我始终坚持在临床一线，寒暑不易，风雨无阻，从未间断。年轻时随师应诊，日无缺席，成为铁律。即使在行政管理期间，除非万不得已，一般都能按照值诊安排，或日课或夜诊，守时定点，少有更换。若有变动，一定设法补上，哪怕到办公室来，也要把耽误的诊务补回来，让患者满意。如今虽已年届八旬，仍然每周一、三、四、五上午应诊不辍，每次的门诊量都有四五十人，有时更多，忙到下午一点多钟还下不了班。我从不以此为累，反以此为乐，认为能以自己一技之长，更多更好地服务社会、服务百姓，即使累一些，也是无比的快乐和愉悦，就像孙思邈所言"自感多福者耳"。

　　勤于思考，勤于探索，无论是读书还是临证，都要用心用脑，刻苦钻研，积极探索，努力去发现新事物，思考新问题。正是有了这种不懈的探索精神，学术上才能有新的建树。我长期从事肾脏疾病的临床与实践研究，形成了自己独到的学术思想和临证经验。在肾病学术思想上，我提出"肾主气化"的理论认识，慢性肾病的主要病理是脾肾气化功能失调；慢性肾病的病机是"虚、湿、瘀、毒"四者综合作用，"虚"为本，"湿、瘀、毒"为标。临床治疗上，慢性肾病的治疗则要"虚、湿、瘀、毒"四者兼治，力遵"间者并行，甚者独行"的多途径治疗宗旨，并创建了多个经验方，积累了丰富的经验。近年，我出版的专著《皮持衡肾病学术思想与临证经验》，为深化慢性肾病的研究，探索慢性肾病的治疗方案，作出了积极的贡献。

　　勤于总结，善于总结。我在大学就读期间，临证之时，就准备了一本笔记本，对每一位患者单列一份临诊记录，详细记载患者的形态、脉证、诊治过程及辨证施治的措施方案等，病愈与否，略加按语。无论典型或失败的病案，都有一段小结，日积月累，仅三年时间就笔记盈尺，病案成捆，积累了可观的临床资料，为日后的经验总结提供了方便，也培养了随时记录以备遗忘的习惯。60 年间，我在长期坚持临证总结的基础上，不断分析阐释这些难能可贵的第一手资料，适时分享自己的临床经验，公开发表学术论文百余篇，出版学术专著近 20 部。

第八章　临床特色

第一节　力推《黄帝内经》"间者并行，甚者独行"，主张多途径全方位综合治疗

学生：临床上如何体现多途径全方位综合治疗？

老师："五脏之伤，穷必及肾"，慢性肾病系多脏腑虚损，涉及气、血、阴、阳虚衰，湿浊瘀毒交织难以驱除，是导致慢性肾脏病缠绵难控的焦点，而其治甚难一味扶正，又不可一味攻邪，用药、处方很难从一，而患者接受治疗须旷日持久，用药单一，同时汤药服用过多，会增加患者胃肠负担，降低患者的依从性。故治疗必须多脏腑调理，同时祛逐多种病邪，并兼顾气、血、阴、阳。具体治法上，自然需要采用多种途径多方位综合治疗。综合疗法是对"间者并行，甚者独行"的另一种解读和临床拓展，既可以达到药力专注，直捣病所，又可以达到并行不悖，虚实兼顾。用药如用兵，交替作战，休作有时，无疑是治疗慢性病、疑难病"持久战"的新战术。若同一方中采取虚实兼顾，并行之法，则药味多而繁杂，且药力不够精专；而采用单独补虚，或单独泻实，独行之法，一时之间难以获效，长期专补则敛邪，长期专泻则伤正，而致"虚虚实实"之变。故这种寓"独行与并行"之意的综合治疗，对于病情复杂、标本俱重的疑难病症是极佳的选择，既可健脾补肾；又可祛湿化浊行瘀解毒，使邪有出路，不失为一种新的治疗方法。

基于慢性肾病病机的复杂性，治则治法上应补泻交替，扶正祛邪；敛散交替，摄精散邪；养阴温阳交替，调整阴阳；选药上以消配补、以塞配通、以温配清、以降配升。临证时常采用一方汤剂配合一两种中成药口服的方法，既减轻患者负担，降低药物的不良反应，又能合理用好药、用足药，对于稳定病情、提高疗效非常有益。多剂型、多途径的治疗可以补充汤剂的不足，可正邪兼顾，祛邪扶正并行，避免使用大剂方药（易致主治方向不明），方能适用现代临床治疗所需，故多途径的综合疗法应运而生。常用的途径如口服路径、静脉输液、结肠透析、外治诸法（中药熏蒸、中药热罨包、中药离子导入、穴位敷贴）等。

1. 口服途径

口服途经指运用各种口服剂型进行治疗，这仍然是中医治疗最主要的给药途径，有汤剂、丸剂、颗粒剂、膏剂、片剂、胶囊剂等，包括祛邪剂与扶正剂。常用祛邪剂：化裁三仁汤、温胆汤、四妙勇安汤、丹黄化瘀汤（自拟方）、肾衰泄浊汤（院内制剂）、血府逐瘀汤、桂枝茯苓丸（汤）、当归芍药散、五苓散等。常用扶正剂：参苓白术散（汤）、归脾丸（汤）、补中益气丸（汤）、人参养荣汤、黄芪桂枝五物汤、十全大补汤、五子衍宗丸、桂附地黄丸（汤）、右归丸（汤）、金水宝胶囊、补肾益脑胶囊、贞芪扶正胶囊、乌灵胶囊等。

2. 结肠透析

六腑以通为用，慢性肾衰患者后期多有大便不畅的改变，而灌肠是最直接的治疗手段，且中药灌肠具有悠久的应用历史，在《伤寒论·辨阳明病脉证并治》中有"大猪胆一枚，泻汁，和少许法醋，以灌谷道内，如一食顷，当大便出宿食恶物，甚效"的记载。中药灌肠是由中药煎剂滤渣取清液适量保留灌肠，不但可以促进肠道内的毒素代谢，还可以通过肠壁弥散和超滤作用清除部分血液中的毒素，从而减轻肾脏的损伤，延缓病情的进展。常用的灌肠药：肾药Ⅲ号（院内制剂）、尿毒清颗粒等。

3. 静脉给药

本法是西医学对传统医学的完善，具有使用方便、起效快的优势，尤适用于不能口服给药者，补充了传统医学在这方面的缺憾，常运用于慢性肾衰患者。静脉给药主要是一些改善微循环及纠正生理物质紊乱的药物，如丹参酮注射液、灯盏细辛注射液、红花黄色素、左卡尼汀注射液、碳酸氢钠注射液、参麦注射液等，在一定程度上确能延缓病情的进展。

4. 外治诸法

外治诸法是中医的特色疗法，具有其独特的优势，在慢性肾衰中常用的外治法包括中药熏洗（麻黄、细辛、桂枝、艾叶、红花、生姜等），能祛风泄浊，解毒消肿；热罨包外敷（小茴香、干姜、黑附片、吴茱萸、丁香、红花等），可益气升阳，活血化瘀；中药离子导入（双肾俞位置，选择温阳利水，活血化瘀药物）；穴位贴敷（耳穴、肾俞、腰阳关、关元、气海等），具有疏通经络气血、调整脏腑气机、通利三焦水道及温补阳气等功效。

第二节　衷中不忌西，突出中西之长

学生：在临床，中医师如何进行中西医结合？

老师：作为一名中医师，首先要掌握系统的中医理论知识，掌握中医的诊疗技能，临证时按中医的思维进行辨证论治。对中医的理论与实践充满着自信，并且要为中医事业的继承与发展奋斗一生，这就是"衷中"。西医学，发自于西方，由于她不断地吸纳现代科学知识与技术，其发展非常迅速，故又称之为"西医学"。中医学，发源于中国，其有较为系统的理论和丰富的临床经验，由于思维方式的不同，对现代科学知识与技术引进、利用不像西医那样直接、迅速，因此将其划入"传统医学"。正是为了发展中医，就应当或者说必须吸取、利用能够促进中医发展的各学科知识。无论是中医还是西医，都是以解决患者病痛为主要目的，二者的目的是一致的，但认识疾病的方法、角度有所不同，短时间内难以互相融合为一体。这就要求互相学习、取长补短。从这点出发，中医不但不能"忌西"，还要"学西""参西"。这可谓"勤求古训（掌握中医理论），博采众法（吸取现代科学知识），有益人类（为人类健康事业做出贡献）"。

　　西医在疾病的诊断与预后上有很大的优势，特别是在肾病治疗中，如有些慢性肾炎及肾功能不全早期患者，没有什么临床症状，如果不做化验检查，几乎不知道、也看不出有病，中医也无证可辨，治疗的难度颇大，即便是治好了，不做化验，也不知道。但西医能够诊断明确，也知道其预后不良。又如对各种肿瘤的诊断，西医优于中医。

　　通过西医学针对"肾病"的实验室检查，更加精准辨证择药是提高疗效的一个有效措施。就现代实验室检查所见，如慢性肾病所具有的蛋白尿、低蛋白血症和高胆固醇血症，从中医学角度来理解，历年来的研究认为可能是下列机制产生：①蛋白尿的出现，是因脾失健运，谷气不能上升而反下流所致，引证了《灵枢·口问》所谓"中气不足，溲便为之变"的看法，认为蛋白尿是人体一种精微物质的漏出，可以讲是中医理论里广义之精，导致精的漏出，可以是肾虚而不藏精，也可以是脾虚而不敛精，又因水气泛滥而迫精外出。②低蛋白血症则因脾肾俱虚，大量精微（蛋白质）失于敛藏而从尿中丢失和脾之生化不足引起。③高胆固醇血症，新近中医理论大多认为与脾肾功能失调有关，有的认为是湿困脾阳，清浊不分；有的认为脾失健运，久必累及肾阳，清浊混淆。然而均赞同脾胃失调是关键，是高胆固醇血症的产生机制之一。我以为，上述见解是可取的，综合起来，并未超越脾肾功能虚衰，气化不及的范畴。

　　因此，在辨治肾病时，除应用历代医家所制定的治水、益损诸法之外，当今的治疗，尚应针对肾病的实验室检查而提倡达到蛋白尿的改善或转阴；血浆蛋白，尤其是白蛋白的回升或提高；血中胆固醇的降低或恢复正常等目的。若能在辨证施治的基础上，将经初步实验认为可能有上述作用的药物应用于临床，则效果更大。例如，益气健脾药，太子参、党参、生黄芪、淮山、白术等；益肾填精药，杜仲、菟丝子、枸杞、龟胶、鹿胶等；固涩药，玉米须、金樱子、桑螵蛸、覆盆子；利湿解毒药，半边莲、土茯苓等均有促进肾脏功能恢复和消除、改善蛋白尿的作用。而益气健脾药，党参、白术、红枣；温阳化气药肉桂及止血散瘀药生三七等均具有提高或改善血浆蛋白的功效。临床上虽随着脾肾功能的恢复，脾能健运而司生化，肾气能固而分清泌浊，蛋白尿能改善或消除，血浆蛋白亦随之有不同程度的提高，若在辨证用药的基础上加用以上药物当可使疗效更为满意。再者健脾益肾药，黄芪、花椒、杜仲、桑寄生、枸杞；和血养阴药，当归、首乌、徐长卿、槐花；渗湿之品，泽泻、车前草、茵陈蒿；固涩药，金樱子、芡实、白果肉等均可供临床降低血胆固醇之选择使用。

对于当下的中西医之争，作为医生，应"心系医学，原无中西你我；利归患者，何必争你我高低。"